Elke Schulenburg

Esspausen

Besser als jede Diät!

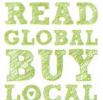

ISBN 978-3-99025-274-1
© 2018 Freya Verlag GmbH
Alle Rechte vorbehalten
A-4020 Linz
www.freya.at

Layout: freya_art, Christina Diwold
Lektorat: Dorothea Forster
Illustrationen: Elke Schulenburg
Fotos: Elke Schulenburg
Shutterstock: © Roman Borodaev, VICUSCHKA, Zamurovic Photography, gudinny
Fotolia: © Imaster

printed in EU

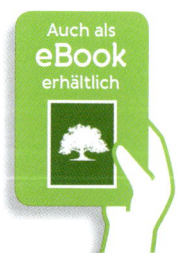

Auch als
eBook
erhältlich

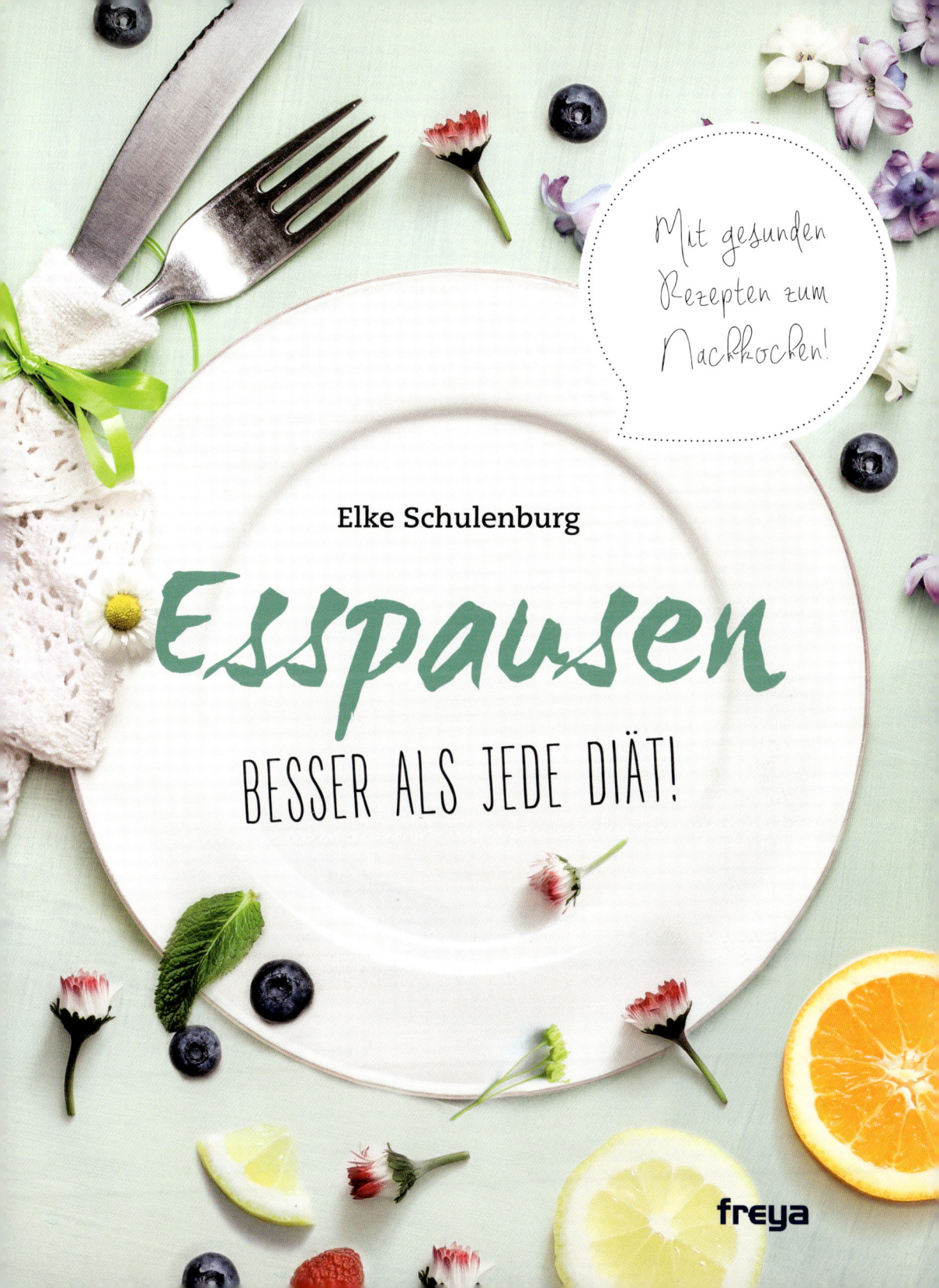

Inhalt

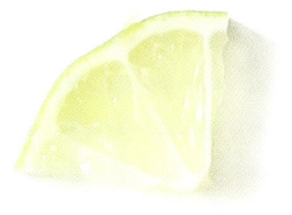
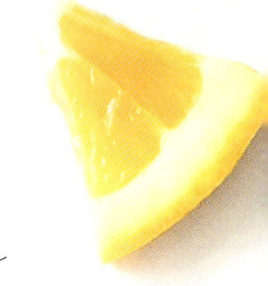

Mach doch mal
Esspause!

EINLEITUNG

Anti-Aging zum Nulltarif

Fühlen Sie sich müde und schlapp? Erschöpft und überlastet? Sie werden geplagt von Symptomen wie Übergewicht, Bluthochdruck, Migräne, Verdauungsbeschwerden, Gelenkschmerzen und erhöhtem Blutzucker? Sie haben vieles versucht, aber nichts hat Ihnen dauerhaft geholfen? Ihr Spiegelbild gefällt Ihnen immer weniger? Es scheint älter zu sein als Sie selbst? Sie fühlen sich nicht krank, aber auch nicht gesund?

Eine Pille, die verjüngt und gleichzeitig schlank macht – das wäre die Innovation auf dem Anti-Aging-Sektor.

Ich habe zwar keine Pille für Sie, aber eine Idee für einen Lebensstil, der Ihnen die Lösung Ihrer gesundheitlichen Probleme näherbringt und mit dem Sie ein ganzheitliches Wohlgefühl erleben, Ballast abwerfen und den Körper regenerieren können. Fasten und Kurzzeitfasten bieten eine sanfte und dennoch äußerst effektive Anti-Aging-Therapie. Zudem ist diese auch noch kostenlos, da Sie keine aufwendigen Pläne, teuren Medikamente oder Superfoods brauchen. Sind Sie dabei?

Fasten in den verschiedensten Facetten ist keine neue Therapieform, sondern seit Jahrtausenden in allen Traditionen fest verankert. Kurzzeitfasten birgt ein großes Gesundheitspotenzial in sich. Es dient in erster Linie nicht nur der Gewichtsregulation, sondern der Gesunderhaltung von Körper und Geist. In Kombination mit bewusstem Essen und Bewegung ist es die Basis eines natürlichen, gesunden Lebensstils. Um die Ernährungsbasis zu stärken, erhalten Sie in meinem Ratgeber auch dazu Tipps und einige Rezeptbeispiele.

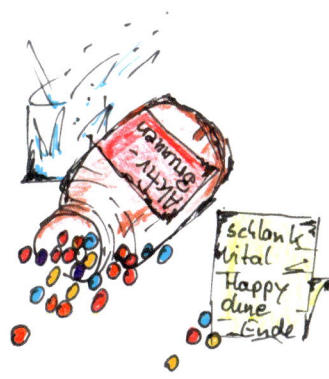

Kurzzeitfasten oder Esspausen, wie ich es lieber nenne, lassen sich problemlos in jeden Alltag integrieren. Sie brauchen dafür keinen Platz im Kalender zu schaffen und auch keinen Diätplaner mit sich herumzuschleppen.

Esspausen sind ein unentbehrliches Kriterium, um die Gesundheit auf natürliche Weise zu verbessern, gesund alt zu werden und um ganz nebenbei abzunehmen und das Gewicht zu halten.

Praxisnah bespreche ich in diesem Buch viel Wissenswertes zum Thema Fasten mit Ihnen. Sie können die Esspausen in Ihren jetzigen Lebensstil integrieren, damit jede gerade durchgeführte Diät aufwerten oder sich selbst ein gesundes, schlankes Pausen-Ernährungskonzept zusammenstellen.

Konsumieren Sie das Buch nicht nur passiv, sondern setzen Sie die Handlungsimpulse zeitnah um. Probieren Sie aus, welche Fastenform am besten zu Ihnen passt. Ich bin mir sicher, dass auch für Sie der richtige Impuls, um Ballast abzuwerfen und wieder in die Balance zu kommen, dabei ist.

Viele Wohlfühlerlebnisse auf Ihrem bewussten Ernährungsweg wünscht Ihnen

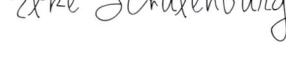

KURZZEITFASTEN UND HEILFASTEN

Jungbrunnen für Körper und Geist

Fasten motiviert dazu, eingefahrene Gewohnheiten zu verändern. Es wirkt sich aktivierend auf den gesamten Körper aus und beeinflusst viele schädliche Einflüsse auf die Gesundheit äußerst positiv.

Heilfasten wird ein- bis zweimal jährlich über wenige Tage zelebriert, traditionell im Frühjahr oder Herbst, um den Körper zu regenerieren.

Esspausen helfen dem Körper jeden Tag bei seiner Regenerationsarbeit. Sie sind, langfristig gesehen, effektiver als das einmalige jährliche Fasten. Tägliche kurze Phasen des freiwilligen Nahrungsverzichts bahnen Ihnen einen gesunden Weg zum Wunschgewicht. Die Pausenlänge können Sie, ganz nach Ihrem Lebensstil und Ihrem Abnehmwunsch, individuell für sich anpassen. Automatisch reflektieren Sie dabei Ihre bisherigen Ernährungs- und Trinkgewohnheiten. Gewohnheiten, die uns den Alltag zwar nett gestalten, aber im täglichen Gebrauch krank machen.

Forschungsergebnisse und Erfolgserlebnisse überzeugen: Esspausen sind eine Wohltat für jeden Stoffwechsel.

Sorge dich gut um deinen Körper.
Er ist der einzige Ort, den du zum Leben hast.

(Jim Roth)

Gesundheitlicher Gewinn durch Fastenzeiten

› **Regulation des Energiehaushalts:** Während des Fastens stellt sich der Körper von äußerer auf innere Ernährung um. Das heißt, dass endlich Zeit ist, andere Stoffwechselvorgänge als die Verdauung der Nahrung in den Vordergrund zu stellen. Der Körper, respektive das Gehirn, lernt wieder, auf die äußere Energiezufuhr zu verzichten und seine Energie aus den eigenen Vorräten zu schöpfen. Wird dazu noch auf eine vollwertige, natürliche Kost umgestellt, so sind der dauerhafte Abnehmerfolg und ein gesunder Körper vorprogrammiert.

› **Blutzuckerregulation:** Durch ständiges Naschen kann sich im Laufe der Jahre eine Insulinresistenz aufbauen und im Diabetes mellitus Typ 2 gipfeln. Fastentage und regelmäßige Esspausen können diese Resistenz wieder durchbrechen beziehungsweise gleich verhindern, dass es überhaupt so weit kommt.

› **Zellentgiftung:** Fastenzeiten fördern die Autophagie (Entgiftung) der Zellen. Der Körper reinigt, entschlackt und entsäuert sich allein, ohne Hilfsmittel und Medikamente. Effektiver lässt sich nicht „detoxen". Apropos – nehmen Sie bitte Abstand von oftmals dubiosen Detox-Produkten. Es wird vieles versprochen, aber Sie wissen ja – die Wahrheit von Werbung ist sehr flexibel auslegbar.

› **Regulation der Sättigungssignale:** In Folge häufigen Essens und Übergewichts ist die Kommunikation zwischen Magen, Fettgewebe und Gehirn durcheinandergeraten. Das schöne Ich-bin-satt-Gefühl bleibt aus. Wir können die Verbindung der drei durch Essen mit Pausen und eine Gewichtsreduktion wieder in Schwung bringen.

› **Regulation des Biorhythmus:** Der Taktgeber unserer inneren Uhr hat seinen Platz im Gehirn, im Hypothalamus. Von dort aus werden unter anderem die hormonproduzierenden Organe geleitet. Auch die Hunger-Sattgefühl-Hormone sind dabei. Ständiges Essen kann unseren Taktgeber nervös machen und so für hektische Unstimmigkeit im Stoffwechsel sorgen. Esspausen sorgen wie eine Beruhigungspille für Ruhe und Ausgeglichenheit.

› **Regulation des Hormonhaushalts:** Viele Alterserscheinungen werden durch unseren Lebensstil beeinflusst. Hormone, besonders Stresshormone, beeinflussen unseren Alterungsprozess maßgeblich. Esspausen wirken definitiv stresshormonverringernd. Schon nach wenigen Fastentagen lassen sich eine signifikante Senkung und Normalisierung der Stresshormone und eine bessere Zellschutzfunktion feststellen. Zellreparaturen kann der Körper nur in essfreien Phasen, in denen Verdauungsruhe herrscht, durchführen.

› **Immunstärkung**

› **Steigerung der Aktivität**

› **Bessere Konzentrations- und Leistungsfähigkeit**

Wie alt würdest du sein, wenn du nicht wüsstest, wie alt du bist?

(Satchel Page)

Ein ungünstiges Essverhalten wirkt wie Vollgasgeben auf jeden Alterungsprozess. Sie fahren mit „Bleifuß" ins Dickicht der Krankheiten und Wehwehchen.

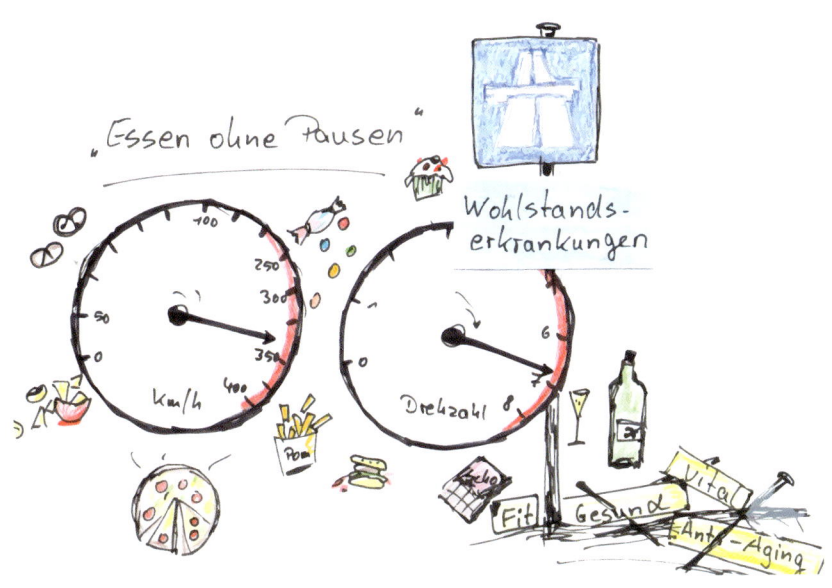

Egal, ob kurze oder lange Fastenphasen, sie dienen in jedem Fall der Verbesserung des Gesamtbefindens. Fasten unterstützt unseren Wunsch, gesund alt zu werden, besser als jedes Medikament.

Fasten bewirkt wahres Anti-Aging und Gewichtsregulation zum Nulltarif.

Wie viel Sie mit Esspausen abnehmen werden?

Das lässt sich nie genau vorhersagen. Dafür ist eine Gewichtsabnahme von zu vielen individuellen Faktoren abhängig:

› Körpereigener Stoffwechsel
› Aktivität der Schilddrüse
› Körperfettverteilung
› Ernährung zwischen den Pausen
› Körper-Wasserhaushalt
› Ausgangsgewicht
› Gesundheitlicher Zustand
› Persönliches Stresslevel
› Körperliche Bewegung
› Hormonhaushalt

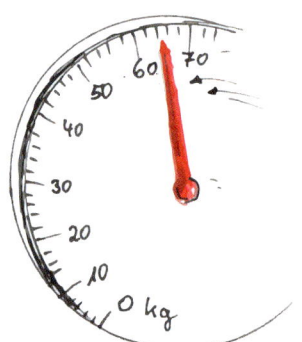

Durchschnittlich würde ich die Gewichtsabnahme bei 2:5! – also zweimaligem Fasten pro Woche – mit rund 2 kg im Monat ansiedeln.

Einige nehmen etwas weniger ab, andere mehr. Die Abnahme ist auch nicht jeden Monat gleich. Aber ganz egal, wie ehrgeizig Sie Gewicht reduzieren wollen, lassen Sie sich Zeit. Sie sind schließlich auch nicht heute Morgen aufgewacht und haben über Nacht 40 Kilo zugenommen. Das Problem bei einer schnellen Gewichtsabnahme ist, dass die Haut nicht genug Zeit hat, sich anzupassen und wieder zu straffen. Man darf nicht außer Acht lassen, dass sie über einen langen Zeitraum gedehnt war. Würden Sie in einem Monat 20 kg verlieren, wären Sie anschließend total missmutig, weil zwar das Gewicht stimmt, aber die Haut nicht mehr passt und labbrig geworden ist. Die Hautstraffheit können Sie durch gemächliches Abnehmen, Bürsten, Massagen, Wassertrinken und Sport unterstützen.

Ungefähr 2 kg Gewichtsreduktion im Monat sind wunderbar, wenn man bedenkt, dass Sie Fett abgenommen haben und nicht nur Wasser und Muskelmasse. Das wären auf 1 Jahr gerechnet 24 Kilo. Das ist doch perfekt, oder?

Für wen eignen sich Esspausen?

4–5 Stunden Pause zwischen den Mahlzeiten sind grundsätzlich für jeden geeignet.

Ständiges Essen widerspricht der Natur unseres Körpers. Wobei ich hauptsächlich das ständige Naschen, häufige über den ganzen Tag verteilte Mahlzeiten und das Trinken süßer Getränke meine: Gewohnheiten, die für uns alle so selbstverständlich geworden sind. Man kann es sich bei unserem riesigen Angebot an Nahrungsmitteln und süßen Getränken, die rund um die Uhr verfügbar sind, kaum noch anders vorstellen. Ein Umdenken ist wichtiger als je zuvor.

Kontraindikationen: Lange 24-Stunden-Pausen und Heilfasten sollten von Schwangeren, Kindern, chronisch Kranken (Leber-, Schilddrüse-, Nierenerkrankungen), Menschen, die viele Medikamente nehmen müssen, und Menschen mit schweren Essstörungen nicht ausgeübt werden. Sind Sie unsicher, ob Fasten und Kurzzeitfasten richtig für Sie sind, besprechen Sie Ihr Vorhaben vorher mit Ihrem Arzt oder Heilpraktiker.

AUFGEPASST!
RISIKEN UND NEBENWIRKUNGEN

Das Einhalten von Esspausen
kann Folgen haben

Bei den folgenden Nebenwirkungen sollten Sie berücksichtigen, dass diese von Mensch zu Mensch verschieden ausfallen können. Sie sind auch abhängig von der Ernährung und der körperlichen Fitness. Es können diesbezüglich Wechselwirkungen eintreten, die alle nachstehend genannten Nebenwirkungen verstärken.

Sollten Sie vor diesen Nebenwirkungen, die sehr häufig eintreten, Angst haben, so rate ich Ihnen dringend: Ändern Sie nichts! Lassen Sie alles so, wie es ist, und gehen Sie keine unnötigen Risiken einer Verbesserung der Lebensqualität ein.

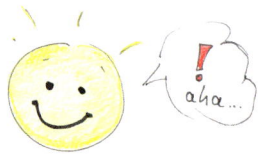

Nebenwirkungen:

› Es geht Ihnen gesundheitlich besser.

› Sie sind vital, aktiv und voller Tatendrang.

› Nervende Zipperlein verabschieden sich.

› Ihr Blutzucker reguliert sich.

› Sie verlieren überflüssige Pfunde.

› Sie halten Ihr Wunschgewicht dauerhaft.

› Sie benötigen weniger Schmerzmedikamente, Blutdrucksenker oder andere Medikationen.

› Sie sind leistungsfähiger.

› Die Esspausen gefallen Ihnen.

› Sie haben keine Heißhungerattacken und keinen Appetit mehr zwischen den Hauptmahlzeiten.

› Sie verlieren die Lust am übermäßig süßen Geschmack.

› Sie bekommen Appetit auf gesundes Essen.

› Sie trinken mit Vorliebe Wasser.

› Sie fühlen sich entspannt.

› Sie strahlen jugendliche Frische aus.

› Sie fühlen sich rundherum fit und zufrieden.

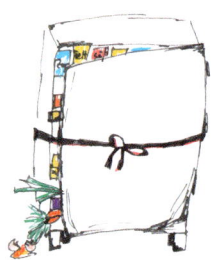

PAUSENVARIANTEN

Es gibt viele Arten des Kurzzeitfastens

Von der kleinen 5-Stunden- bis zur großen 24-Stunden-Pause. Alles da-zwischen ist möglich. Finden auch Sie Ihre ganz persönlichen, essfrei-en Intervalle.

Gesellen sich zu den Pausen noch eine ausgewogene Ernährung, gesund-heitsbewusstes Denken und Bewegung, stehen der Traumfigur und dem gesunden Leben nichts mehr im Wege.

Esspausen sind Pausen, in denen Sie keine Kalorien aufnehmen. Sie finden zwischen den Mahlzeiten statt. Es ist keine komplizierte Diät, sondern ein ganz natürliches Essverhalten.

Es hört sich schwierig an, da wir verlernt haben, auf die Hauptmahlzei-ten zu warten. Viele Menschen denken, dass ihr Körper ständig Energie-nachschub braucht, um zu überleben. Sie wissen nicht, dass es besser ist, den Körper nicht durchgehend mit Nahrung zu nerven und ihn einfach mal seine Speicher leeren zu lassen, um diese wieder frisch füllen zu können.

Wir stapeln im Vorratsschrank auch nicht ständig Neues ein, ohne das Alte erst verbraucht zu haben. Er würde dann, wie unsere Fettzellen, irgendwann aus allen Nähten platzen. Wir wären, zu allem Überfluss, permanent mit der Vorratshaltung beschäftigt und würden kaum an-dere Aufgaben bewältigen können. Dem Körper geht's nicht anders. Er braucht Pausen, in denen er nicht verdauen muss und Zeit hat, sich anderen Aufgaben zu widmen.

Die Vorstellung, längere Zeit ohne Essen auszukommen, löst bei vielen Menschen großes Unbehagen aus. Wie ist es bei Ihnen?

Bevor wir in die Pausen-Praxis starten, schauen wir uns gemeinsam an, wie Ihr üblicher Ess-Alltag aussieht, um den jahrelang antrainierten Ernährungsgewohnheiten auf die Schliche zu kommen.

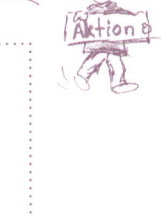

Wie viel Zeit vergeht durchschnittlich, bis Sie etwas essen oder etwas Süßes oder Alkoholisches trinken?

Vom Aufwachen bis zum Frühstück ....

Zwischen Frühstück und Mittag ....

Zwischen Mittag und Abendbrot ....

Vom Abendbrot bis zum Schlafen ....

Nachts? ....

› Verlängern Sie die Pausen-Zeiträume jeden Tag um ein paar Minuten, bis Sie 5 Stunden Pause am Stück schaffen. In rund 2 Wochen meldet sich Ihr Hungergefühl nicht mehr zwischendurch, sondern wartet geduldig auf das Ende der Pause.

› Wenn Sie Ihre Ernährungsgewohnheiten noch etwas intensiver beleuchten möchten, empfehle ich Ihnen, ein Ernährungsprotokoll über 3 Tage aufzustellen. Darauf kommen wir nachher noch einmal zurück.

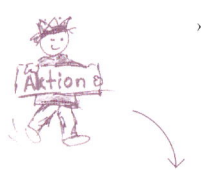

› Erstellen Sie eine Liste und tragen Sie **genau** ein, **was Sie wann essen**. An diesen Tagen aber bitte nicht zurückhalten, um das Eintragen zu sparen. Gekürzt und geschönt nützt Ihnen der Plan gar nichts.

Uhrzeit	Mahlzeit	Zwischen-Mahlzeit	Naschen	Süße und alkoholische Getränke	Wasser Kaffee Tee

Diese Arbeit ist etwas lästig, das gebe ich zu, aber man entdeckt dabei die vielen Kleinigkeiten, die ansonsten unbewusst in den Mund wandern. Sei es der kleine Keks zum Kaffee, das Tässchen Cappuccino zur Zigarette, der Snack beim Einkaufen, das Häppchen aus dem Kühlschrank, die Reste einer Mahlzeit, damit man sie nicht wegwerfen muss.

Sie werden staunen, was so alles im Laufe des Tages zusammenkommt, und Sie werden dabei sensibel für Ihre Essgewohnheiten werden. Passen Sie gut auf sich auf.

Diese
Pause empfehle
ich jedem

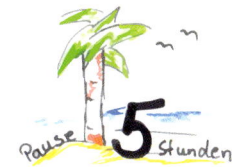

Die kleinste Pause

4–5 Stunden Esspause eignen sich für jeden zur Gesunderhaltung.

Sie haben während der Übung aus dem vorherigen Kapitel bestimmt festgestellt, dass Sie zwischendurch naschen. Das ist nicht verwunderlich, denn wir werden schließlich ständig dazu verführt. Essen und Trinken sind omnipräsent. Wenn Sie nicht naschen, gratuliere ich Ihnen herzlich. Sie essen sich bestimmt zu den Mahlzeiten satt, sodass kein Appetit auf Süßigkeiten zwischen den Mahlzeiten aufkommt. Super! Das empfehle ich auch allen, die bisher viele kleine Zwischenmahlzeiten einnehmen. Unterteilen Sie Ihren Tag in Essens- und Fastenphasen. Nach wenigen Tagen des Übens legen Sie die Esspausen ganz automatisch ein. Sie haben es geschafft und den Teufelskreis der Dauerernährung durchbrochen. Sollten Sie zu einer Mahlzeit keinen Hunger verspüren, lassen Sie diese einfach ausfallen. Oft essen wir ja nur, weil es gerade 12 Uhr am Mittag ist.

› Sich satt zu essen während der Mahlzeiten verhindert ständigen Appetit auf irgendwelche Kleinigkeiten und Heißhunger-Attacken. Aber Sie sollen sich „nur" satt essen und nicht überfüllen, bis nichts mehr reinpasst. Ständige Häppchen-Störungen behindern massiv die Gewichtsabnahme und die Magen-Darm-Gesundheit.
› Die schlaue Art zu naschen ist ein Dessert. So müssen Sie nicht den totalen Verzicht üben. Wichtig ist nur, Süßes direkt nach der Mahlzeit zu genießen. Der Blutzucker steigt nicht so extrem an und wir ersparen dem Körper die Belästigung mit Verdauungsarbeit während der eigentlichen Pause. Sind Sie eine Naschkatze, können Sie mit einem Dessert Ihren Süßhunger zufriedenstellen. Mein Dessert nach jeder Mahlzeit ist frisches Obst. Für mich ist das der perfekte Abschluss.

Ich verrate Ihnen jetzt drei meiner liebsten Desserts, wenn ein Stück Obst zum Wohlfühlen nicht ausreicht.

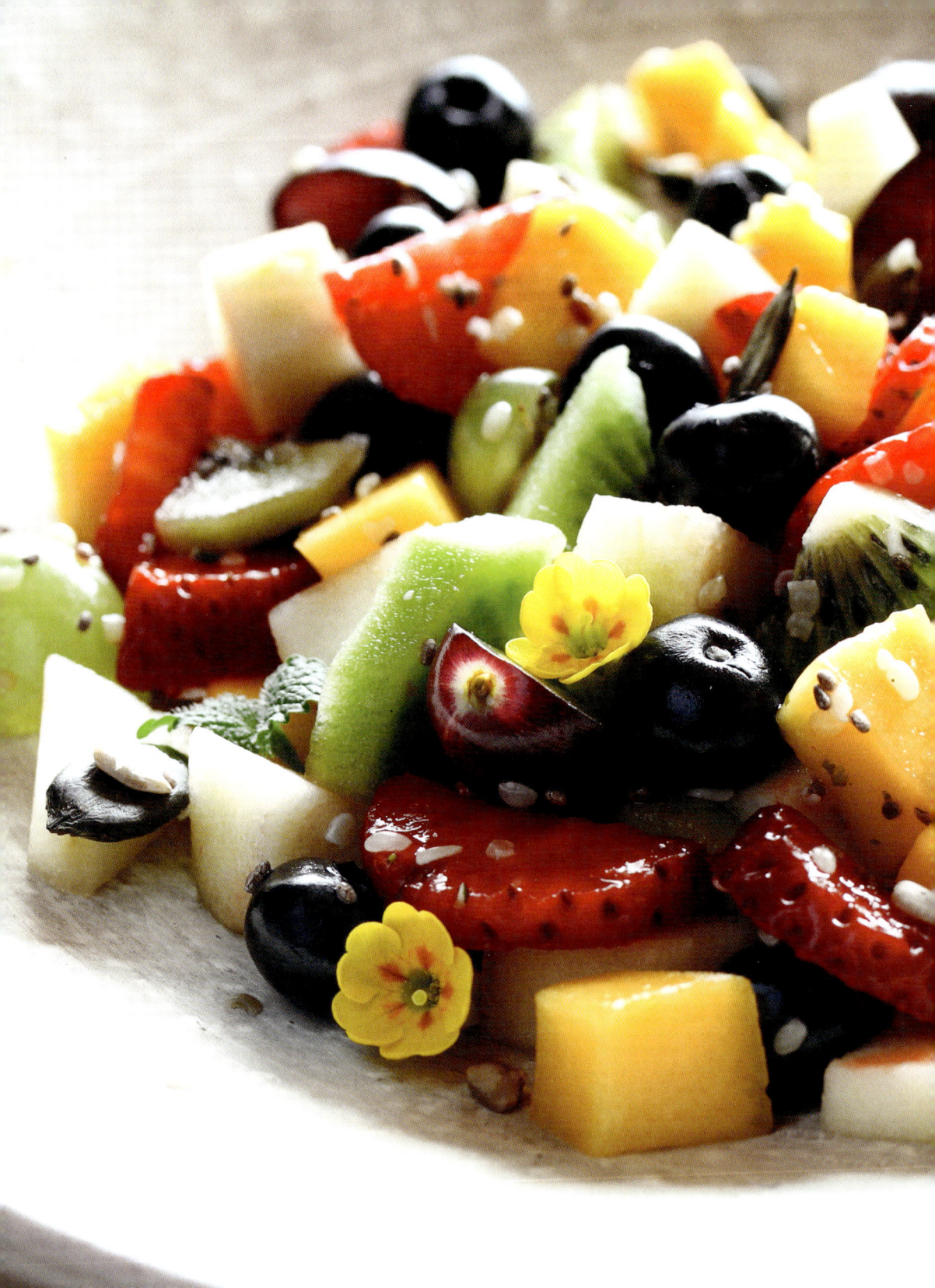

Obstsalat

Bunte Vielfalt für Obstliebhaber

Zutaten für 2 Portionen:

› 1 Handvoll Erdbeeren
› 1 Handvoll Heidelbeeren
› 1 Kiwi
› ½ Mango
› 1 Birne
› 1 Handvoll Weintrauben
› 2 EL geschälte Hanfsamen

So geht's:

1 Obst waschen.

2 Birne, Mango und Kiwi schälen.

3 Obst in Stücke schneiden und mit den Hanfsamen mischen.

Tipp

Reichen Sie Joghurt, Quark oder körnigen Frischkäse dazu. Variieren Sie die Obstsorten ganz nach Belieben

→ Infos zu den Zutaten siehe Seite 26/27

Chia-Pudding

Gesund genießen

Zutaten für 1 Portion:

› *100 ml Milch (oder Pflanzenmilch)*
› *2 EL (20 g) Chia-Samen*
› *1 EL Kokosflocken*
› *2 EL Quark*
› *1 TL Honig*
› *1 Handvoll Himbeeren*
› *¼ Mango*

So geht's:

1 Chia-Samen, Kokosflocken, Quark und Honig in die Milch rühren und 30 Minuten bis 12 Stunden (im Kühlschrank) quellen lassen.

2 Mango waschen, schälen, vom Kern abschneiden und pürieren.

3 Himbeeren vorsichtig waschen.

4 Die Früchte auf dem Chia-Pudding anrichten.

Tipp

Das Obst kann beliebig ausgetauscht werden. Verwenden Sie tiefgefrorene Himbeeren, verarbeiten Sie diese zu Püree und nehmen Sie Mango als Topping. Statt Quark kann Joghurt oder Frischkäse verwendet werden. Chia-Pudding ist auch ein leckeres Frühstück.

Infos zu den Zutaten siehe Seite 26/27 ←

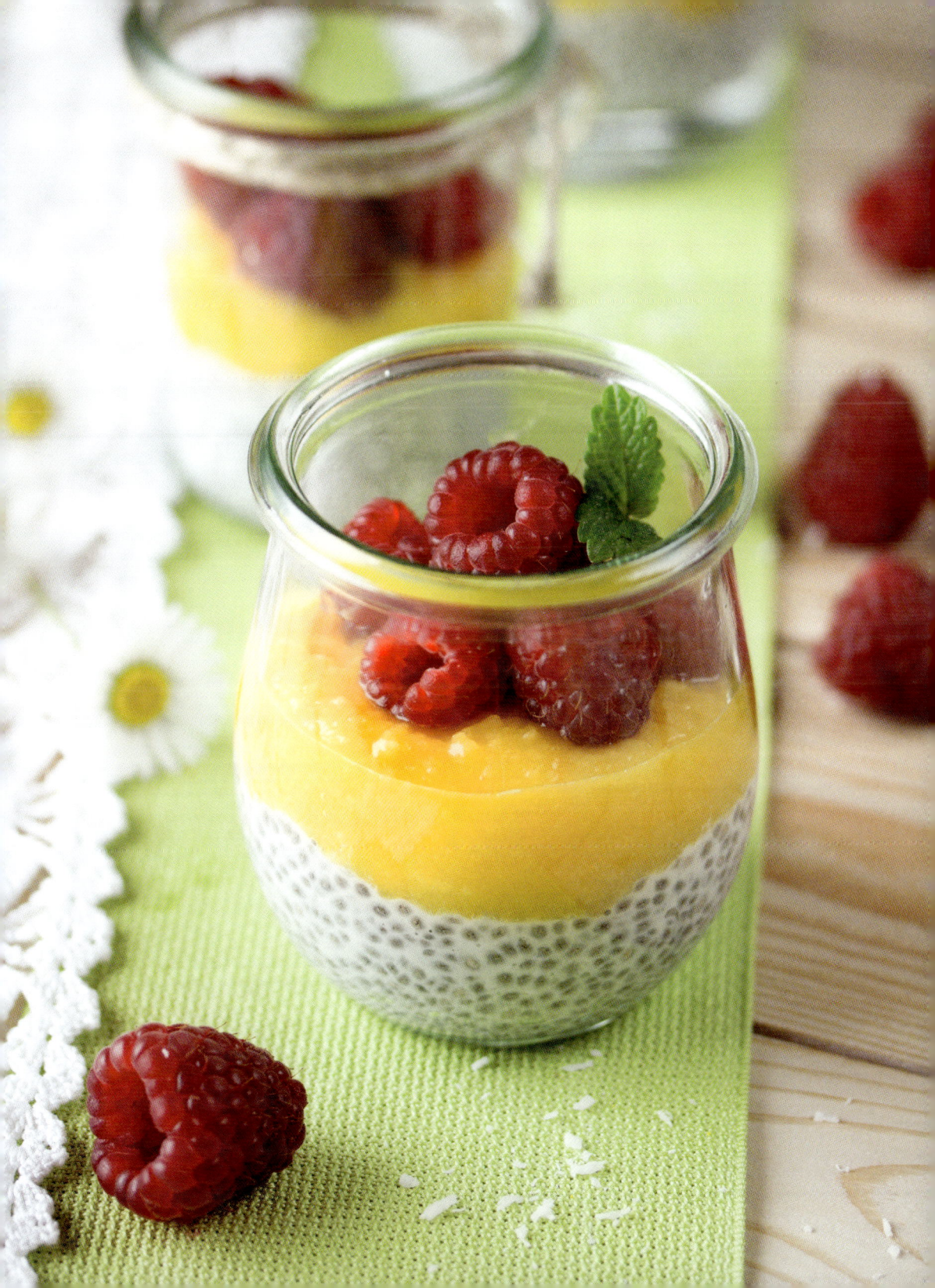

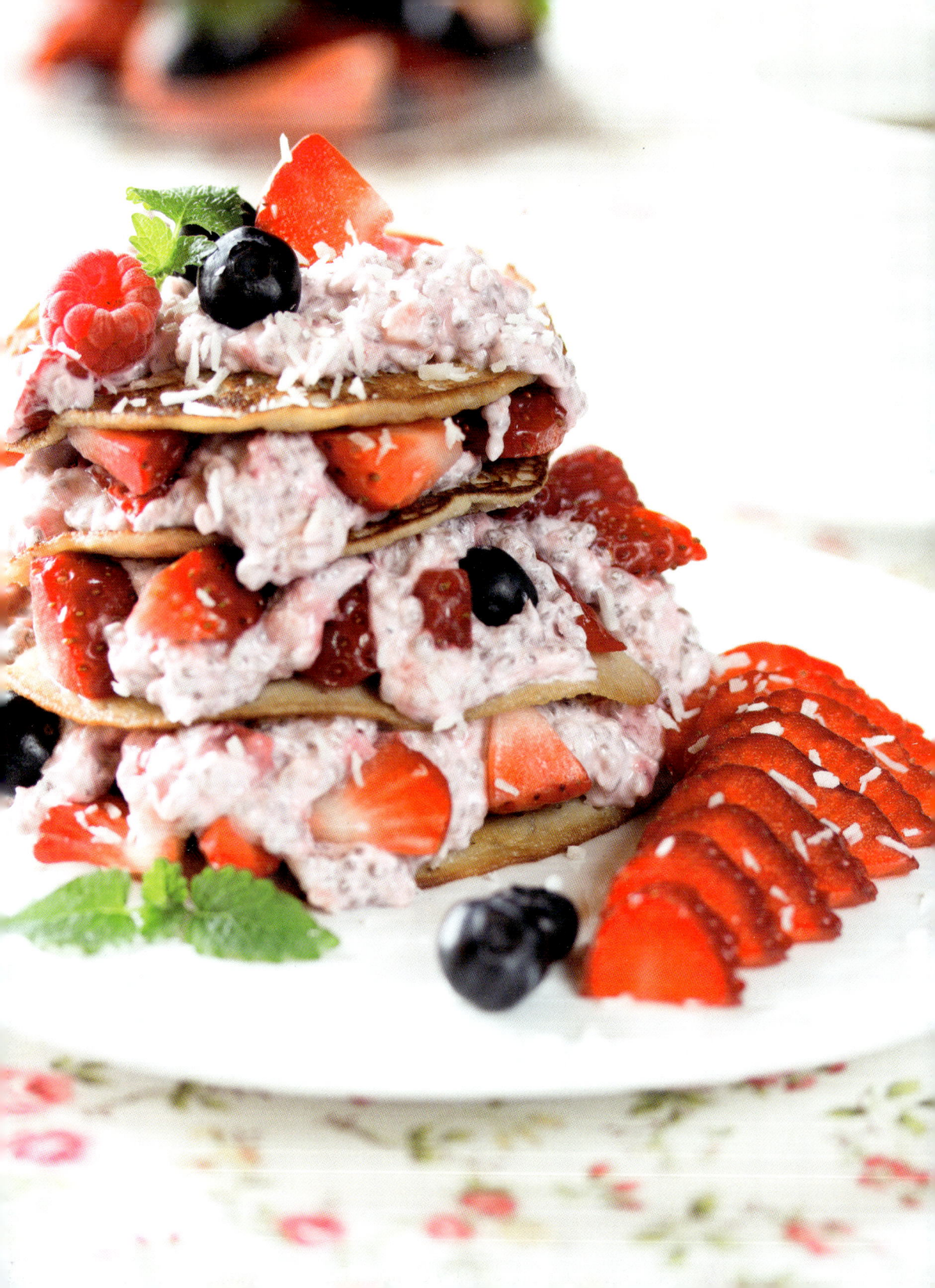

Pancakes mit Früchten

Süß, fruchtig und lecker

Zutaten für 2 Portionen:

› *1 reife Banane*
› *2 kleine Eier*

› *100 g Quark*
› *1 EL Chia-Samen*
› *1 TL Honig*
› *2 Handvoll Erdbeeren*
› *1 Handvoll Heidelbeeren*

So geht's:

1 1 Handvoll Erdbeeren pürieren, mit Quark, Chia-Samen und Honig verrühren und 30 Minuten ausquellen lassen.

2 Die restlichen Erdbeeren vierteln oder in Scheiben schneiden.

3 Für die Pancakes Banane und Eier mixen. In einer Pfanne je 2 Esslöffel der Teigmischung in ein wenig Kokosfett braten.

4 Pancakes, Quark, Heidelbeeren und Erdbeeren übereinanderschichten.

Tipp

Sie können den Quark gegen Joghurt tauschen und nach Belieben anderes Obst verwenden.

Infos zu den Zutaten siehe Seite 26/27

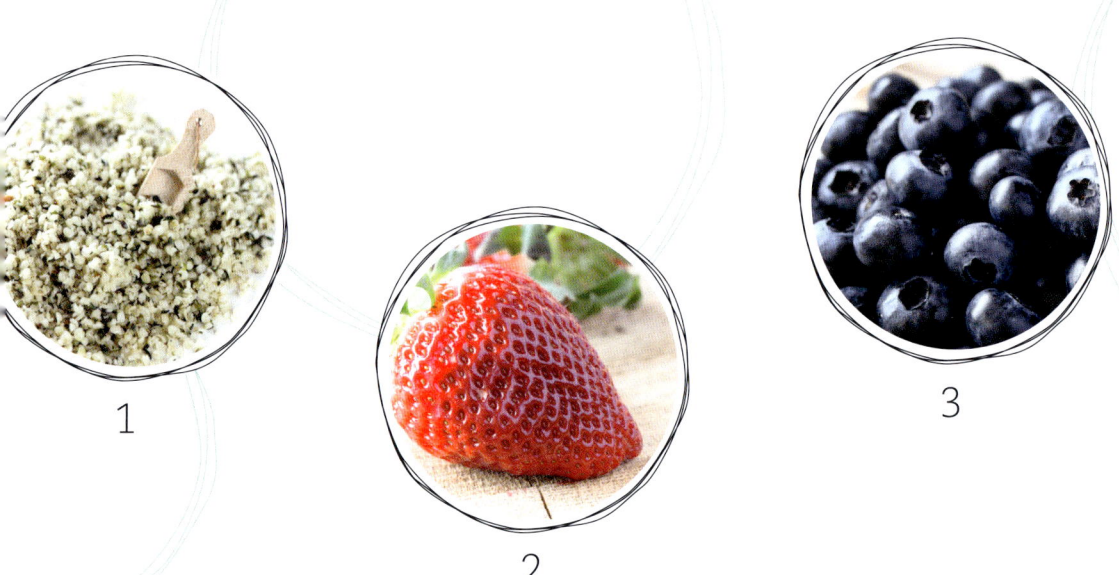

1   3

2

1 HANFSAMEN

haben den Namen ‚Superfood' verdient! Mein heimlicher Favorit ergänzt Salate, Müslis, Smoothies, Brote und Suppen perfekt mit hochwertigem Eiweiß, lebensnotwendigen Fettsäuren (eine sehr gute Omega-3-Quelle) und vielen Vitalstoffen.

Kalt gepresstes Hanföl zählt zu den gesündesten Speiseölen.

2 ERDBEEREN

duften und schmecken nach Sommer. Hätten Sie gedacht, dass sie mehr Vitamin C enthalten als Zitronen? Die fröhlich leuchtende Frucht ist eine Freude für das Immunsystem und für die schlanke Figur.

3 HEIDELBEEREN

sind nicht nur lecker, sondern auch sehr gesund. Viel Vitamin C und ihre tiefblauen Farbpigmente machen sie zu einem grandiosen Gesundheits-brunnen.

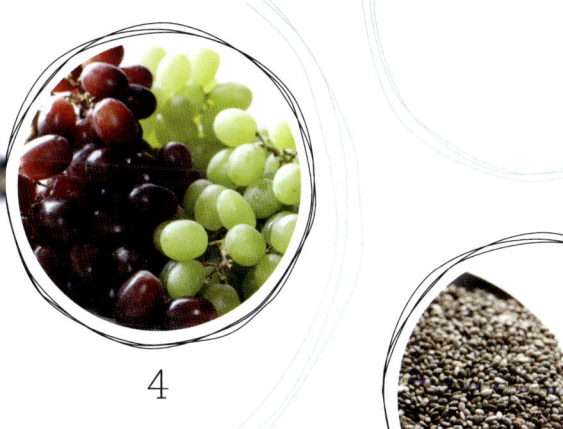

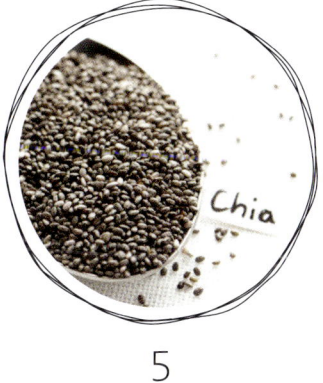

5

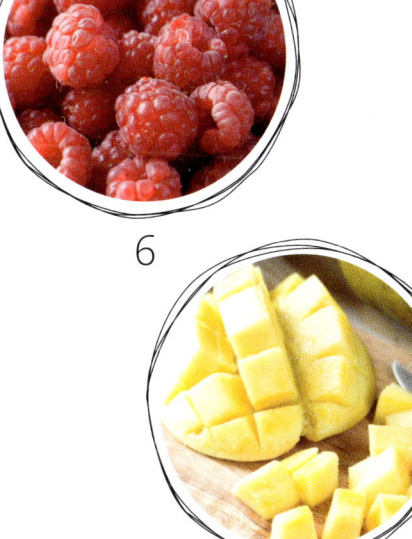

4

6

7

4 WEINTRAUBEN

puschen unsere Zellen und das Immunsystem durch viele Phytamine. Rund ein Drittel der wertvollen Stoffe steckt in den Kernen.

5 CHIA-SAMEN

sind kleine Nährstoffbomben. Sie enthalten unter anderem Omega-3-Fettsäuren, Eiweiß, Eisen und Kalzium. Ihr neutraler Geschmack und ihre Quellfähigkeit machten sie vielseitig und interessant einsetzbar in der Küchenpraxis.

6 HIMBEEREN

sind üppig gefüllt mit Vitalstoffen und schmecken hervorragend. Besonders interessant ist ihr hoher Gehalt an Vitamin C, Eisen und Flavonoiden. Die exklusiven Früchtchen sind sehr sensibel und schnell verderblich.

7 DIE MANGO

besticht nicht nur mit ihrem leuchtend gelben Fruchtfleisch, sondern auch mit einem besonders hohen Vitamin-A-Gehalt. Sie lässt sich fantastisch in süßen wie in salzigen Speisen verwenden.

Die kleinste Pause ist ideal:

› Wenn Sie langsam und entspannt abnehmen wollen.
› Weil vorbeugend zur Gesunderhaltung von Körper und Geist.
› Um eine schon gesunde Lebensweise zu optimieren.
› Um jede gerade laufende Diät aufzuwerten.
› Für den Einstieg in die längeren Pausen.
› Um das bereits erreichte Wohlfühlgewicht zu halten.
› Um den Biorhythmus wieder einzuregulieren.
› Um viele gesundheitliche Probleme zu verbessern.

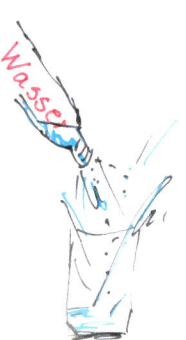

Was gibt's zu trinken?

Am besten reines Wasser. Pur und unverfälscht.
› Mineralwasser, still oder mit wenig Kohlensäure.
› Leitungswasser, evtl. aufbereitet.

Wenn Ihnen Wasser einmal zu langweilig ist:
› Wasser mit dem Saft einer frischen Grapefruit oder Zitrone aufpeppen.
› Grünen Tee, Ingwer-, Gewürz- und Kräutertee trinken und auch mal einen Kaffee. Alle Heißgetränke nicht mit Zucker und auch nicht mit Süßstoff süßen.
› Sehr lecker schmeckt auch Gurkenwasser. Es regt mit seinen Inhaltsstoffen gleich noch den Stoffwechsel an.

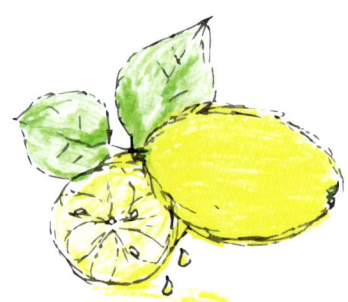

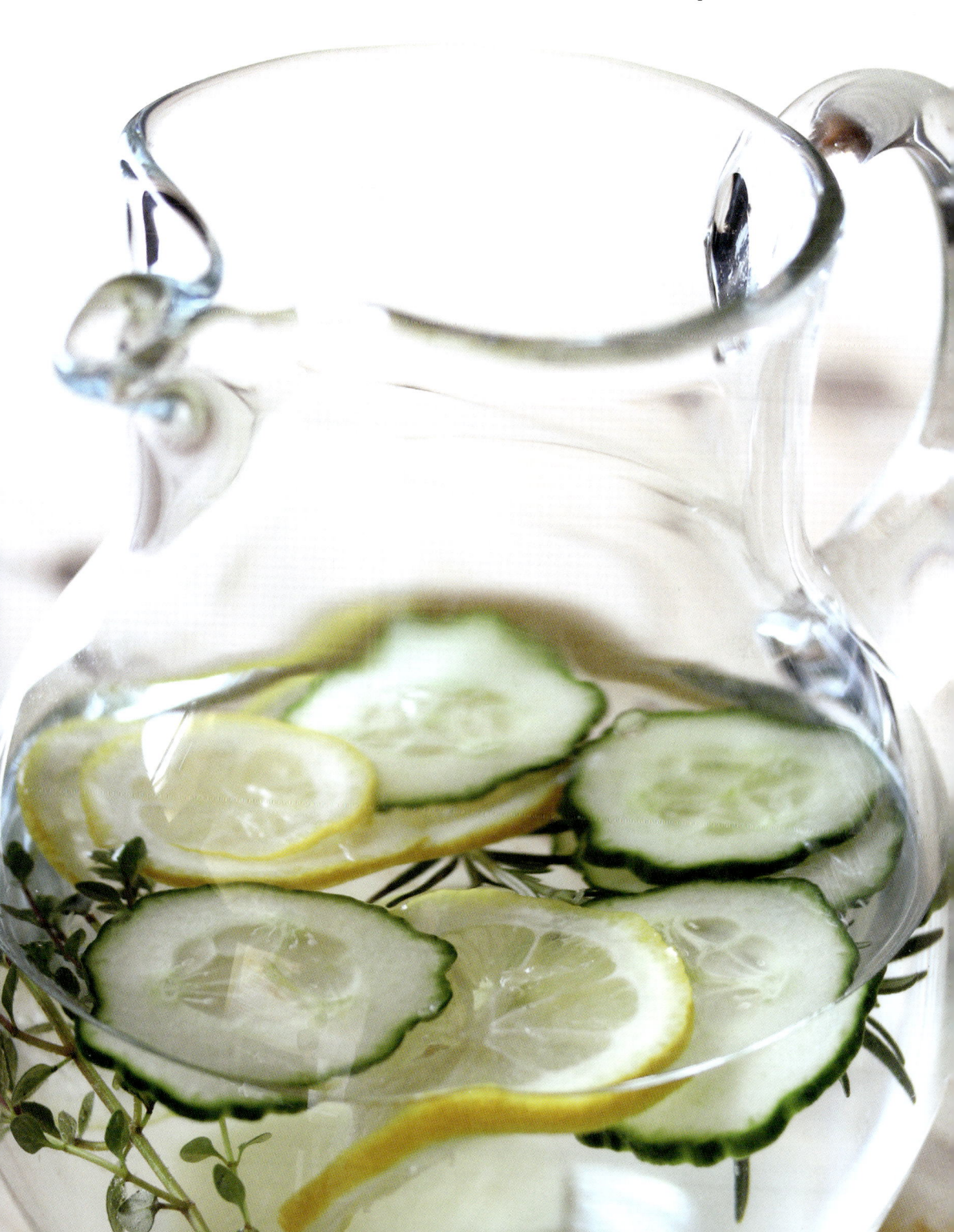

Gurkenwasser *Rezept siehe nächste Seite*

Gurkenwasser

Erfrischend und mit leichter Schärfe

Zutaten:

› ½ Gurke
› ½ unbehandelte Zitrone
› ca. 1 cm Ingwerknolle
› 1 Zweig frischer Thymian, Rosmarin oder Minze

So geht's:

1 Gurke und Zitrone gründlich waschen und in dünne Scheiben schneiden.

2 Ingwer dünn schälen und in Scheiben schneiden.

3 Alle Zutaten in einen Krug geben und mit 1,5 Liter Wasser auffüllen. Mindestens 2 Stunden warten, damit die gewünschten „Schlankstoffe" ins Wasser übersiedeln können. Das Gurkenwasser sollte in 2 Tagen ausgetrunken sein.

Tipp

Sie können jedes Obst, Gemüse oder verschiedenste Kräuter für dieses „Infused Water" verwenden. So wird Wassertrinken nie langweilig.

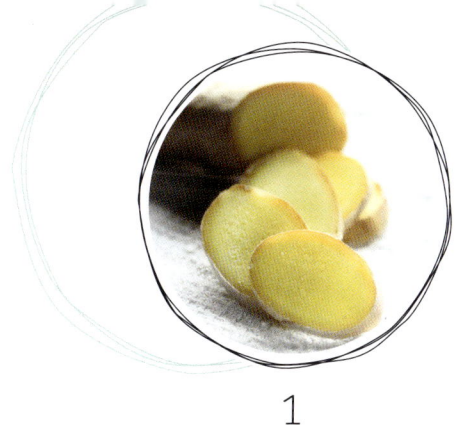

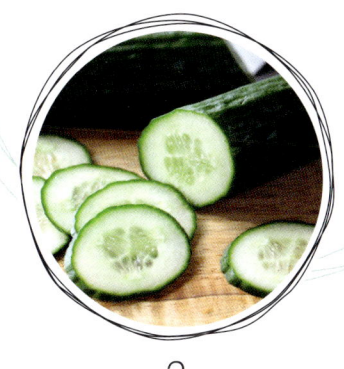

1

2

1 INGWER

bringt Schärfe ins Essen und ist gleichzeitig eine hervorragende Heil-pflanze, die den Stoffwechsel in Schwung setzt.

2 GURKEN

wirken entschlackend, blutreinigend und ausleitend. Genießen Sie die kalorienarme, gesunde Gurke auch auf Brot, in Salaten, Suppen und Smoothies.

Wie viel gibt's zu trinken?

Es gibt Durchschnittswerte der Trinkmenge ohne Süße, nach denen Sie sich richten können. Die Menge wird folgendermaßen berechnet:

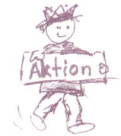

30 ml pro kg/Körpergewicht

$$30 \text{ ml} \times \text{............ kg} = \text{............ ml Wasser}$$

Das Ergebnis können Sie als Anhaltspunkt für Ihren täglichen Wasser-bedarf nehmen. So viel sollte es immer sein (Minimum). Wenn Sie stark schwitzen und körperlich sehr aktiv sind, trinken Sie bitte mehr.

Ein einfacher Trick, um seine Trinkmenge zu kontrollieren, ist es, den Urin zu betrachten. Stimmt die Flüssigkeitszufuhr, so ist er hellgelb, klar und fast geruchlos.

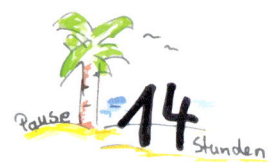

Die mittlere Pause

Für alle, die mehr für ihre Gesundheit und gegen
die Fettpölsterchen tun wollen.

Sie sind schon erfahren mit den kleinen Pausen und wollen mehr? Dann
sind Sie hier genau richtig.

Das **Zeitfenster für die Essenszeiten beträgt 10 Stunden**, die dazugehö-
rige Pause umfasst 14 Stunden.

Mit dieser Variante können Sie, neben dem herausragenden gesundheitlichen Aspekt, beachtliche Abnehmerfolge erzielen. Schon nach rund
14 Tagen werden sich Ihre Blutwerte verbessert haben, das eine und andere Pfund hat sich verabschiedet und Sie spüren, dass Sie vitaler sind als
vorher. In der Esspause, wenn die Verdauung abgeschlossen ist, decken
Sie Ihren Energiebedarf aus dem körpereigenen Speicher, dem Fettdepot.
Längere Esspausen sind die oft ersehnte Chance, die Fettverbrennung
anzukurbeln und Hüftgold abzubauen.

Sie verteilen Ihre Mahlzeiten auf 10 Stunden und achten zwischen den
Mahlzeiten auf kleine Pausen von 4–5 Stunden. Wenn Sie die große
14-Stunden-Pause auf nachts legen, so wird es Sie gar nicht stören, so
lange nichts zu essen. Sie zögern Ihr Frühstück einfach etwas hinaus
und schon haben Sie 14 Stunden nichts gegessen. Kein Problem, oder?

6 7 8 9 10 11 12 13 14 15 16 17 18 19 20 21 22 23 24 1 2 3 4 5
6 7 8 9 10 11 12 13 14 15 16 17 18 19 20 21 22 23 24 1 2 3 4 5

ZEITFENSTER   ESSEN   PAUSEN

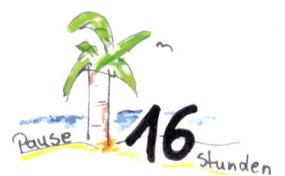

Sie können die Pausenintervalle, wenn Sie eingeübt sind, auch auf 16 Stunden ausdehnen, dann ist das Zeitfenster für Essen 8 Stunden täglich geöffnet.

16 Stunden lang nichts zu essen, ist laut einiger Studien die optimale Pause für den Biorhythmus. Folglich ist ein 8-Stunden-Zeitfenster für die Nahrungsaufnahme perfekt. Ansonsten liebt der Körper die Stoffwechsel-Verdauungsruhe.

Wann Sie Ihre erste Mahlzeit essen und das Zeitfenster öffnen, entscheidet Ihr Tagesablauf. Das muss nicht jeden Tag exakt zur selben Minute geschehen.

Bei einem Essenszeitfenster von 8 Stunden kommt man mit 2 Mahlzeiten am Tag prima zurecht. Es sei denn, Sie sind körperlich sehr aktiv. Dann genießen Sie 3 Mahlzeiten täglich. Stimmen Sie es individuell ab. Es ist Ihre Entscheidung, die sich an Ihrem Lebensrhythmus ausrichtet. Erfahrungsgemäß ist es für Einsteiger am einfachsten, wenn sie gegen 10 Uhr frühstücken und dementsprechend gegen 18 Uhr zu Abend essen. Wer mag, nimmt zwischendrin noch eine Mahlzeit ein. Komplizierter ist es nicht.

Dieser Rhythmus – 8 Stunden Zeit für 2–3 Mahlzeiten und 16 Stunden Pause – ist meiner Meinung nach ideal, um ihn als Dauerzustand zu wählen, wenn Sie Ihr Wunschgewicht erreicht haben.

Sie sollten sich für das Testen der Pausen mindestens 6 Wochen Zeit nehmen. Der Körper muss sich erst an die Umstellung gewöhnen. Dieser Prozess braucht etwas Geduld. Es lohnt sich, diese aufzubringen, da Sie sich danach bestimmt hervorragend fühlen werden.

Zwischen den Esspausen genießen Sie bitte natürliches und abwechslungsreiches Essen, das möglichst wenig industriell aufbereitet wurde.

DIY – do it yourself – sollte bei der Nahrungszubereitung Ihr Motto sein. Es macht Spaß, sich und seine Liebsten mit gesundem, frisch zubereitetem Essen zu verwöhnen. Nehmen Sie sich die Zeit dafür, Ihr Körper wird es Ihnen mit Wohlgefühl und Vitalität danken.

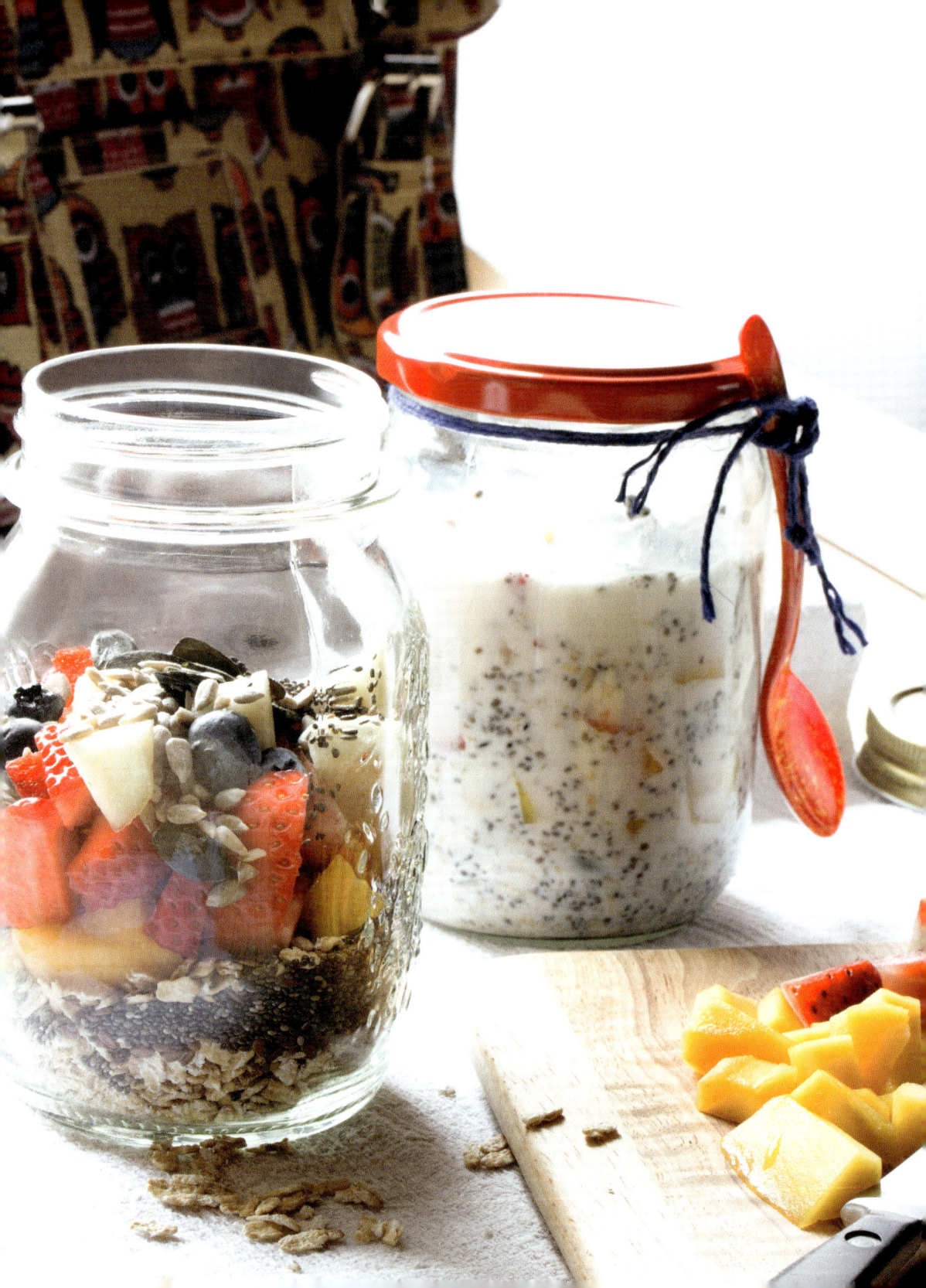

Müsli to go

für eilige Genießer, die Wert auf das Gesunde legen

Dieses Müsli wird am Vorabend zubereitet und ruht bis zum Morgen im Kühlschrank aus. Sie können es zuhause frühstücken oder mit zur Arbeit nehmen. So gesund und einfach kann's gehen.

Zutaten für 1 Portion:

› *40 g Haferflocken und/oder andere Flocken*
› *1 EL Chia oder geschrotete Leinsamen*
› *2 EL geschälte Hanfsamen*
› *1 EL Sonnenblumenkerne*
› *1 EL Kürbiskerne*
› *¼ Mango*
› *½ Birne*
› *einige Erdbeeren und Heidelbeeren*
› *ca. 120 ml Milch, Pflanzenmilch, Saft oder Wasser*

So geht's:

1 Alle Zutaten mischen, in ein Schraubglas füllen, verschließen und in den Kühlschrank stellen.

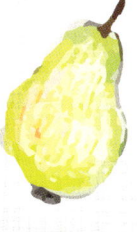
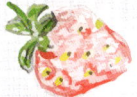

Tipp

Das Obst können Sie ganz nach Belieben austauschen und auch erst kurz vor dem Verzehr hinzufügen, wenn Ihnen das lieber ist. Ihrer Fantasie sind keine Grenzen gesetzt. Bringen Sie Abwechslung in Ihren Speiseplan.

Grünkraft

Hochkonzentrierte Vitalstoffe beflügeln jede Zelle

Zutaten für 1 große Portion:

› *2 Handvoll Spinat*
› *100 g Gurke*
› *100 g Fenchel mit Kraut*
› *½ Avocado*
› *1 EL Hanf-, Chia- oder Leinsamen*
› *Wasser oder Joghurt (für die gewünschte Konsistenz)*

So geht's:

1 Alle Zutaten waschen, putzen und grob zerkleinern, in den Mixaufsatz geben und zu einer homogenen Masse mixen.

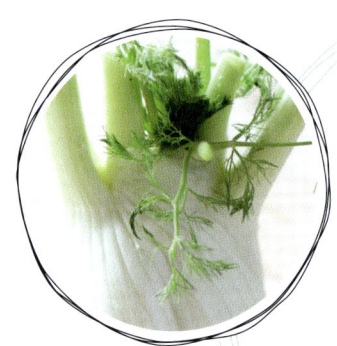

1 FENCHEL

ist ein leuchtendes Kraftpaket mit duftenden ätherischen Ölen, reichlich Vitaminen und Mineralstoffen. Er beruhigt die Verdauung und unterstützt den Fettstoffwechsel.

1

2 SPINAT

steckt voller Chlorophyll, dem grünen Blut der Pflanzen, das wir wunderbar für unsere Blutzellen nutzen können. Es stärkt die Muskelzellen und fördert den Zellstoffwechsel. Grünes Gemüse sollte Ihren Speiseplan jeden Tag bereichern.

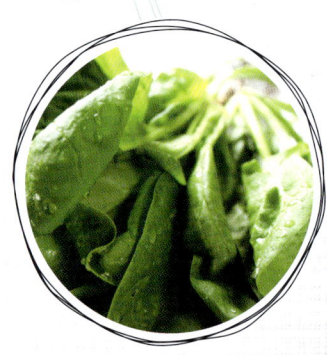

2

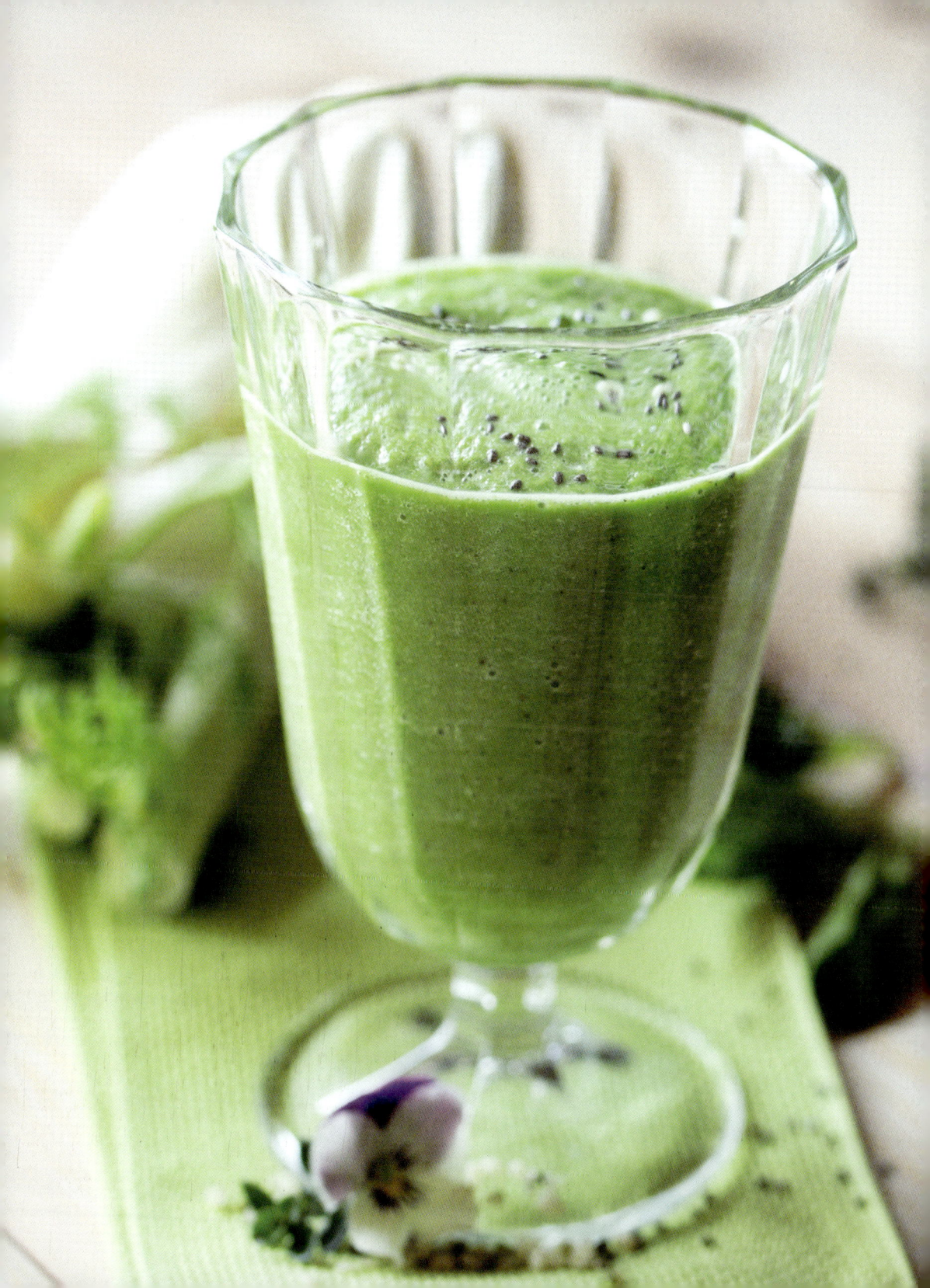

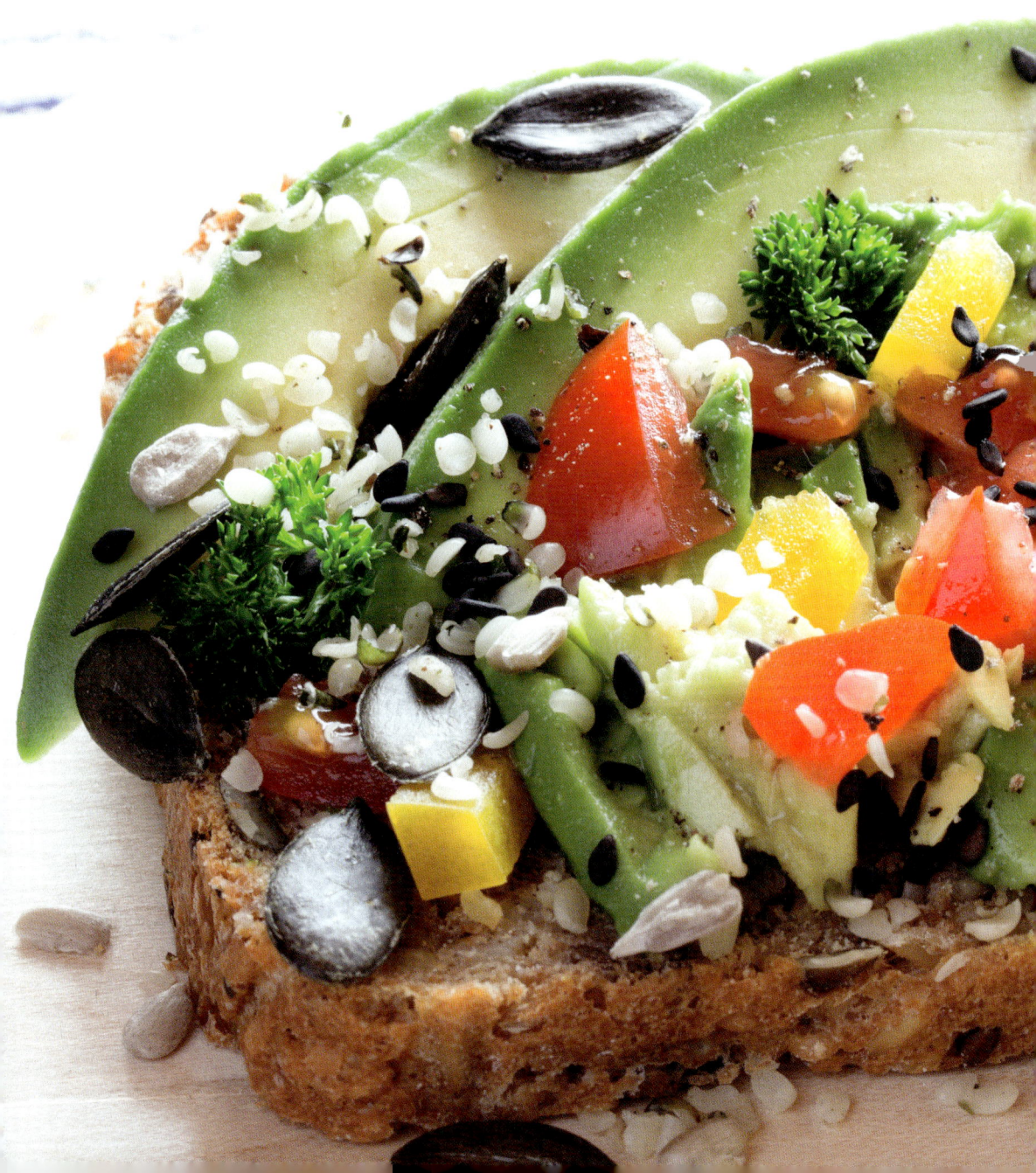

Vollkornbrot mit Avocado

bringt Farbe auf's Brot

Lassen Sie Ihrer Fantasie freien Lauf beim Belegen Ihrer Scheibe Brot, es muss nicht immer die obligatorische Scheibe Wurst oder Käse sein.

Probieren Sie doch einmal diese Zusammenstellung:

› *Avocado, Tomate, Paprika, Hanfsamen, Kürbiskerne, schwarzer Sesam*

Mit Salz und Pfeffer würzen.

AVOCADO

die Superfrucht, darf gerne häufiger auf Ihrem Teller oder als Smoothiezutat in Ihrem Glas landen. Sie ist rundherum wertvoll durch lebensnotwendige Fette, Vitamine, Mineralstoffe und Phytamine. Ihr Fruchtfleisch macht den Smoothie besonders samtig.

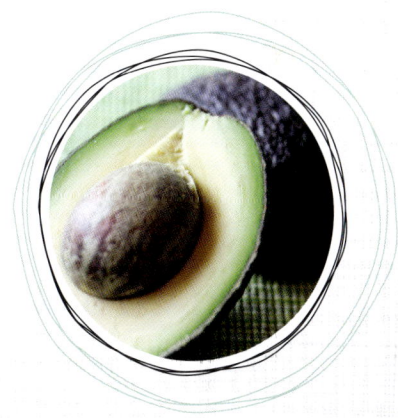

Saftiges Körnerbrot „Müsliriegel"

Kernig. Saftig. Lecker. Ohne Mehl und Hefe

Zutaten:

› 100 g Kürbiskerne
› 140 g Sonnenblumenkerne
› 30 g Leinsaat
› 40 g Sesam
› 40 g Buchweizenkörner
› 70 g Haferflocken
› 40 g geschälte Hanfsamen
› 40 g Chia-Samen
› 35 g Flohsamenschalen
› 1 ½ TL Salz

› 350 ml warmes Wasser
› 35 g Kokosöl
  (im Wasser verflüssigt)
› 1 TL Honig

So geht's:

1 Die trockenen Zutaten gut vermischen. Das Kokosöl-Honig-Wasser darübergießen und alles mit dem Rührlöffel zu einer kompakten Masse verrühren.

2 Eine Kastenform (25 cm) mit Backpapier auskleiden und den Teig einfüllen. Mit einem Löffel fest andrücken und glatt streichen. 2–12 Stunden abgedeckt bei Zimmertemperatur stehen lassen.

3 Das Brot in den auf 180° C vorgeheizten Backofen schieben. Nach 25 Minuten das Brot aus der Form stürzen, das Backpapier entfernen und das Brot zurück in den Ofen legen. Weitere 25 Minuten backen.Gesamtbackzeit: 50 Minuten bei 180° C.

Das Brot vor dem Anschneiden vollständig auskühlen lassen, dann hat sich das Aroma entfaltet, es ist fester geworden und lässt sich gut schneiden!

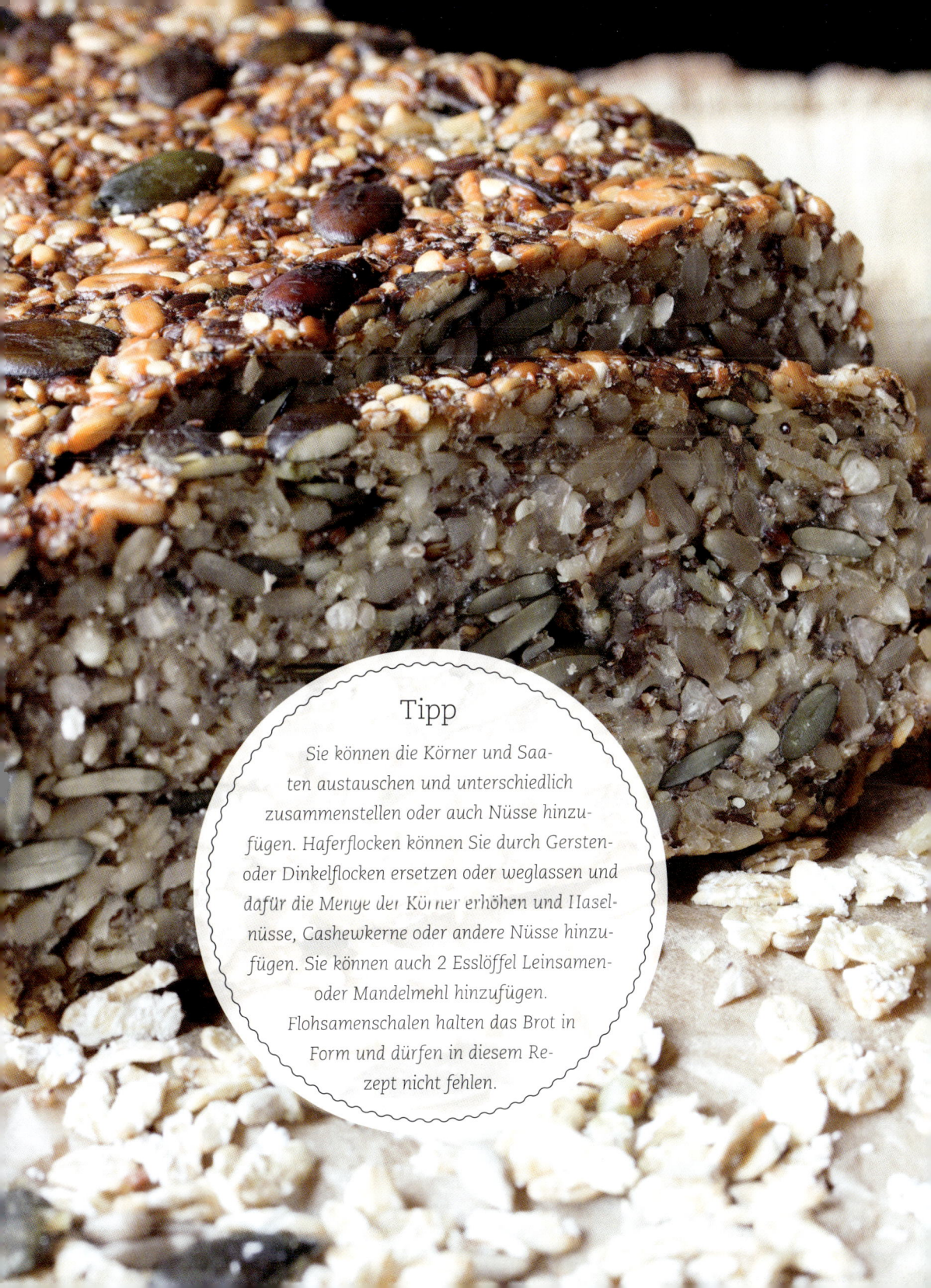

Tipp

Sie können die Körner und Saaten austauschen und unterschiedlich zusammenstellen oder auch Nüsse hinzufügen. Haferflocken können Sie durch Gersten- oder Dinkelflocken ersetzen oder weglassen und dafür die Menge der Körner erhöhen und Haselnüsse, Cashewkerne oder andere Nüsse hinzufügen. Sie können auch 2 Esslöffel Leinsamen- oder Mandelmehl hinzufügen. Flohsamenschalen halten das Brot in Form und dürfen in diesem Rezept nicht fehlen.

Die längste und effektivste Pause

Die beste Möglichkeit zum Abnehmen

Je nachdem, wie viel und wie schnell Sie abnehmen oder ob Sie Ihr Gewicht nur halten möchten, planen Sie die längste Esspause ein. Sie erstreckt sich jeweils über 24 Stunden.

Vielleicht haben Sie von dem Prinzip „Einen-Tag-nichts-essen-am-nächsten-Tag-Schlemmen" schon unter Intervallfasten, intermediärem, periodischem oder alternierendem Fasten gehört. Ein Tag ist dabei immer komplett ohne Mahlzeiten. An einem Tag wird gegessen, am anderen nicht. Dadurch ergibt sich eine essfreie Zeit von rund 36 Stunden.

Meiner Erfahrung nach wirken kürzere 24-Stunden-Pausen, die ich Ihnen empfehle, aktivierender auf den Stoffwechsel. Sie lassen sich auch leichter in die Praxis umsetzen. Sie genießen bei dieser Pausenlänge jeden Tag mindestens eine Mahlzeit. Das gibt ein gutes Gefühl. Die Mahlzeit nehmen Sie zu der Zeit im Laufe des Tages ein, zu der Sie am liebsten essen.

   Auch hier gilt: Testen Sie aus, was Ihnen am besten bekommt und gefällt.

4–5 Stunden Pausen sind inzwischen bestimmt schon selbstverständlich für Sie geworden. Davon gehe ich fest aus.

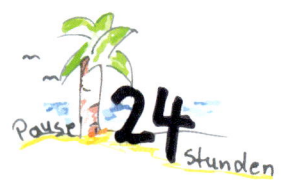

1:1! *Im täglichen Wechsel*

Der Kilokiller

Einen Tag essen. Einen Tag fasten. Einen Tag essen … im regelmäßigen Wechsel. Diese Form entspricht im Prinzip der Kalorienreduktion des altbekannten FDH (Friss die Hälfte). Als Intervall-Pausen praktiziert, erhalten wir das große Gesundheitsplus der Pausenzeiten dazu. Ein großer Vorteil dieser Fastenform gegenüber dem ständigen Wenigessen ist, dass der tägliche Kampf mit dem „Ich-darf-nur-die-Hälfte-Essen" entfällt. An den Essenstagen können Sie nämlich wie gewohnt essen. Satt essen – mehr nicht.

In der 1:1!-Praxis fällt es Ihnen nicht schwer zu verzichten, da Sie genau wissen: „Morgen darf ich wieder essen, was ich mag!"

Wer allerdings Spaß am Kalorienzählen hat, sich gern kasteit und keinerlei Interesse an gesundheitlichen Aspekten hat, wird FDH vorziehen.

Nahrungsverzicht ist zum Großteil Kopfsache. Wenn wir es nicht schaffen, auf die Zwischenmahlzeiten zu verzichten, liegt das Problem (wie meistens) zwischen den Ohren und nicht nur am „restlichen" Körper. Darauf kommen wir nachher noch einmal zurück.

Das Alltagsproblem am täglichen Wechsel ist, dass sich die Wochentage verschieben und ein zweiwöchiger Rhythmus entsteht.

MO	DI	MI	DO	FR	SA	SO
Pause		Pause		Pause		Pause
	Pause		Pause		Pause	

Laut meinem Musterplan würde:

Montagmorgen die Esspause nach dem Frühstück beginnen.
Dienstagmorgen mit dem Frühstück enden.
Mittwochmorgen die Esspause nach dem Frühstück beginnen.
Donnerstag mit dem Frühstück enden …

Sie können statt dem Morgen, selbstverständlich auch jede andere Tageszeit wählen. Mögen Sie morgens nichts essen, lassen Sie es sein und starten Sie zu einer anderen Tageszeit, so wie es Ihrem Rhythmus am besten entspricht.

Sie sollten die Intervalle nach ungefähr 2 Monaten, zugunsten der langsameren Gewichtsreduktion, auf eine mildere Form umstellen.

Beerenstark

Pink macht mobil

Zutaten für 1 Portion:

› *2 Handvoll gemischte Beeren,*
  frisch oder tiefgefroren (angetaut,
  sonst wird's zu kalt)
› *1 reife Banane*
› *1 EL Leinöl*
› *1 EL Hanfsamen*
› *150 g Joghurt oder Kefir*

So geht's:
Alle Zutaten in den Mixaufsatz
füllen und bis zur gewünschten
Konsistenz pürieren.

Tipp

Geben Sie 2–3 EL
gegarte Hirse und etwas
Wasser in den Smoothie.
Der Extra-Kick für ein
straffes Bindegewebe

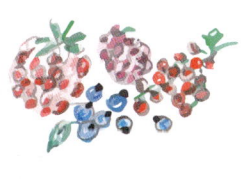

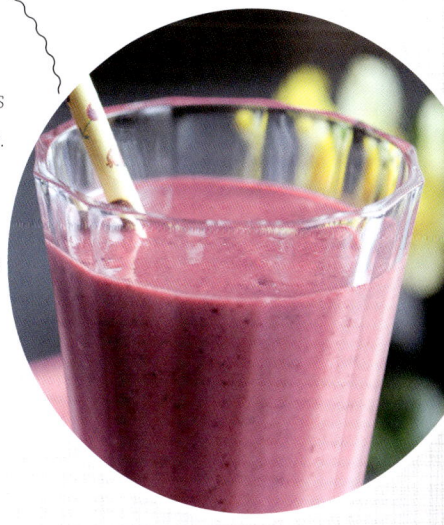

BEEREN

sind die Stars unter den Früchten, wenn es um
unsere Gesundheit geht. Sie versorgen uns mit
vielen Antioxidantien, Vitaminen und Mineralstoffen. Die beerenstarken Früchtchen stärken
das Immunsystem und halten uns fit.

3:4! *Dreimal wöchentlich*

Meine Empfehlung für eine besonders praxistaugliche und
äußerst effektive Gewichtsreduktion.

Die Variante 3-Tage-Esspausen-und-4-Tage-Sattessen fügt sich bei den
meisten von Ihnen bestimmt perfekt in den Alltag ein. 2 „normale" Es-
senstage nacheinander bieten sich zum Wochenende ideal an, wenn die
Familie frei hat und sich gemeinsam am Esstisch versammelt. Mit diesen beiden „Schlemmer-Wochenendtagen" stört Ihre Pausentaktik auch
nicht im Familienalltag, da Sie absolut zeitflexibel mit der Familie die
Mahlzeiten genießen können.

Mit der 3:4!-Variante, kombiniert mit bewusstem Essen und Bewegung,
haben Sie den wahrscheinlich gesündesten Weg zum Wunschgewicht
gefunden.

MO	DI	MI	DO	FR	SA	SO
Pause		Pause		Pause		

Ein bewährter Ablaufplan:

Montagmorgen starten Sie den ersten Pausentag der Woche am besten
mit 2 Glas warmem Wasser. Dann 10 Minuten auf dem Trampolin in-
tensiv schwingen, Gymnastik machen, Treppe laufen oder den Kreislauf
mit anderer Lieblingsbewegung in Schwung bringen. Können Sie auf das
Frühstück nicht verzichten, genießen Sie es danach. Es kann aus Müsli, Eiweißshake, Rührei, Gemüsepfanne oder was Sie sonst gern mögen,
bestehen.

Dienstagmorgen starten Sie wie am Montag mit Wasser und etwas Bewegung. An diesem Tag folgen dem Frühstück noch 1–2 weitere Mahlzeiten.

Mittwochs und freitags, an den Pausentagen, gehen Sie wie am Montag vor. Wenn Sie morgens nichts essen mögen, lassen Sie es und essen Sie zu einem späteren Zeitpunkt. Für die Pausenpraxis heißt es, dass 24 Stunden nach der letzten Mahlzeit wieder die erste Mahlzeit folgt. Sie sollten immer ungefähr 24 Stunden Esspause einlegen, wie vorhin besprochen.

Quält Sie anfangs tagsüber der nicht zu bändigende Hunger oder Unterzucker, so essen Sie ein paar Nüsse, einen Apfel, Naturjoghurt mit Fruchtstückchen, 1 Teelöffel Kokosöl oder 1 Möhre. Langsames und bewusstes Kauen ist angesagt. Schnelles Verschlingen des Essens schreit meistens schnell und ungeduldig nach mehr. Getränke sollten über den Tag verteilt mindestens aus 2 Liter Wasser und, wer mag, Tee oder Kaffee bestehen.

Dienstag, Donnerstag, Samstag und Sonntag sind Tage, an denen Sie ohne Einschränkungen essen, was Ihnen schmeckt und worauf Sie Hunger haben. So lässt es sich leben! Essen Sie bunt!

Viele verschiedene Farben bedeuten auch immer viele verschiedene Vitalstoffe. Je bunter Ihr natürliches Essen ist, desto besser ist es für Ihre Figur und auch für Ihre Gesundheit.

Zudem haben die bunten Farben auch eine stimmungsaufhellende Wirkung auf uns. Sie machen uns nicht nur glücklich durch ihre Leuchtkraft, sondern auch durch ihre Wirkkraft auf jede unserer Zellen.

Natürliches, wenig verarbeitetes Obst und Gemüse stärken Ihre Gesundheit zwischen den Esspausen und sorgen für die gewünschte Wohlfühlfigur.

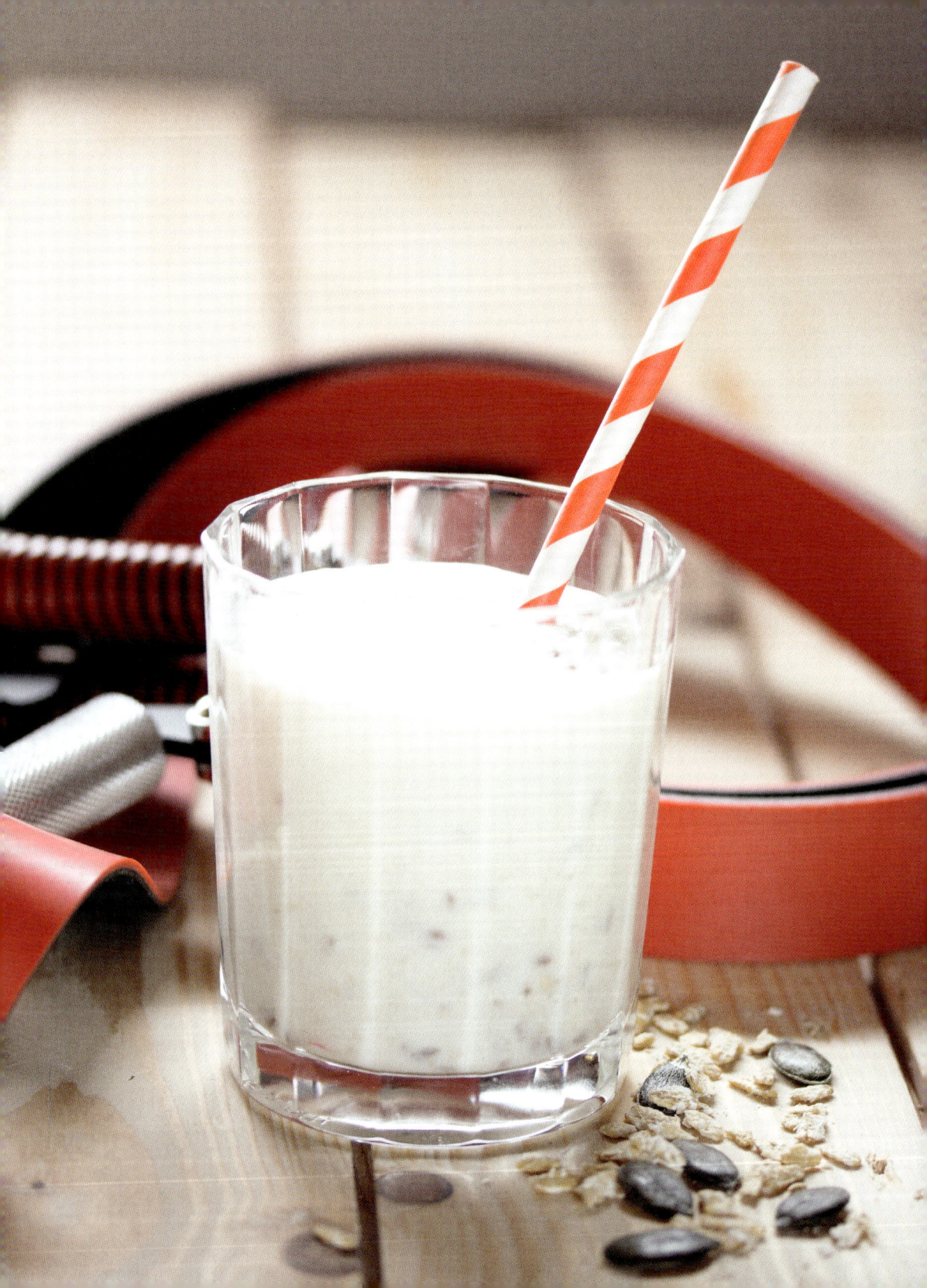

Eiweißshake

Macht müde Muskeln munter

Zutaten für 1 Portion:

› 250 ml Milch oder Pflanzenmilch
› 100 g körniger Frischkäse
› 100 g Naturjoghurt
› 1 EL Kokosöl
› 1 reife Banane oder ½ Avocado
› 1 EL gemahlene Mandeln
› 3 EL Vollkornhaferflocken
› 1 EL Leinsamen

So geht's:
Alle Zutaten in den Mixaufsatz füllen, bis zur gewünschten Konsistenz mixen und fertig ist ein sättigender Start in die Pausenzeit.

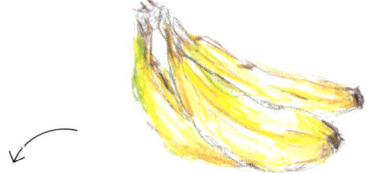

REIFE BANANEN

verwöhnen Sie mit natürlicher Süße und einer Extraportion Kalium, Magnesium und vielen B-Vitaminen. Sie machen jeden Smoothie besonders cremig und sind gleichzeitig Balsam für die Nerven.

Gönnen Sie sich täglich einen Löffel Gesundheit!

1 Esslöffel geschrotete Leinsamen oder kalt gepresstes, goldgelbes Leinöl versorgt Sie mit einer Tagesration lebensnotwendiger Fettsäuren, besonders Omega-3-Fettsäuren, die alle Zellen dringend brauchen.

Am besten nehmen Sie geschrotete Leinsamen und Leinöl zu sich, da diese vom Körper ideal genutzt werden können. Beides bitte im Kühlschrank lagern, damit die Vitalstoffe nicht verderben.

Leinsamen haben ebenso viele wertvolle Inhaltsstoffe wie die hochgelobten Chia-Samen. Beide schmecken im Müsli, Smoothie, Brot, Salat und in Suppen. Chia-Samen sind geschmacksneutraler. Nutzen Sie beide Gesundheitsspezialisten, je nach Verwendungszweck.

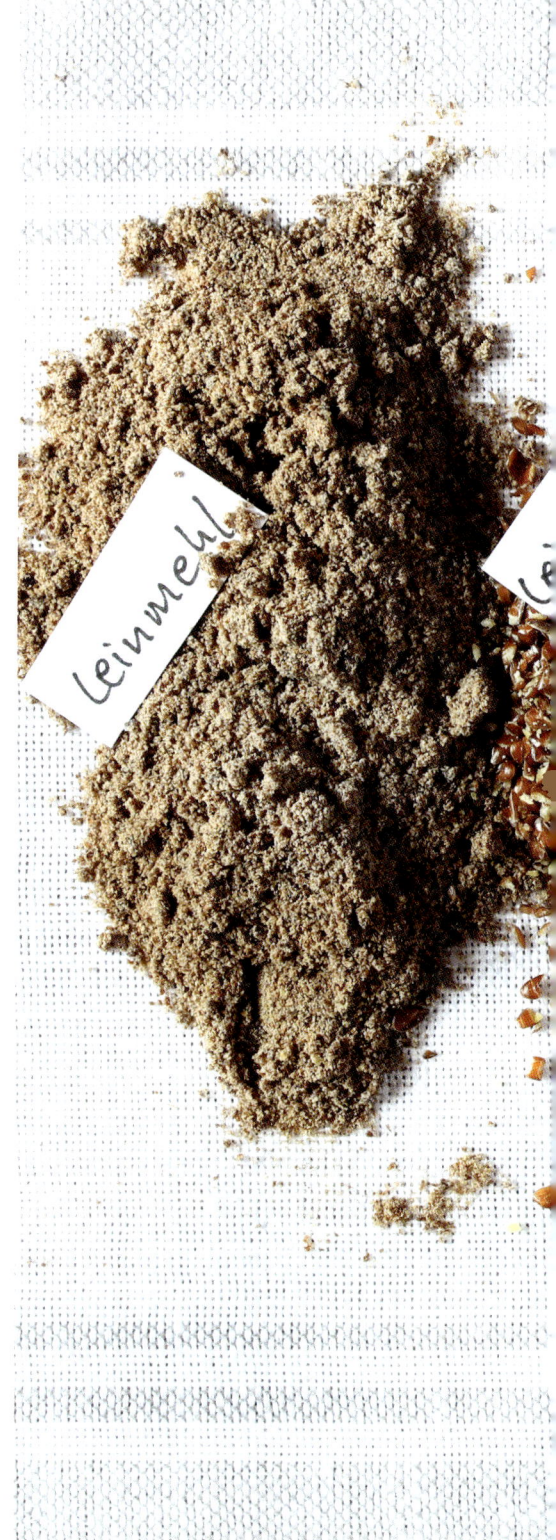

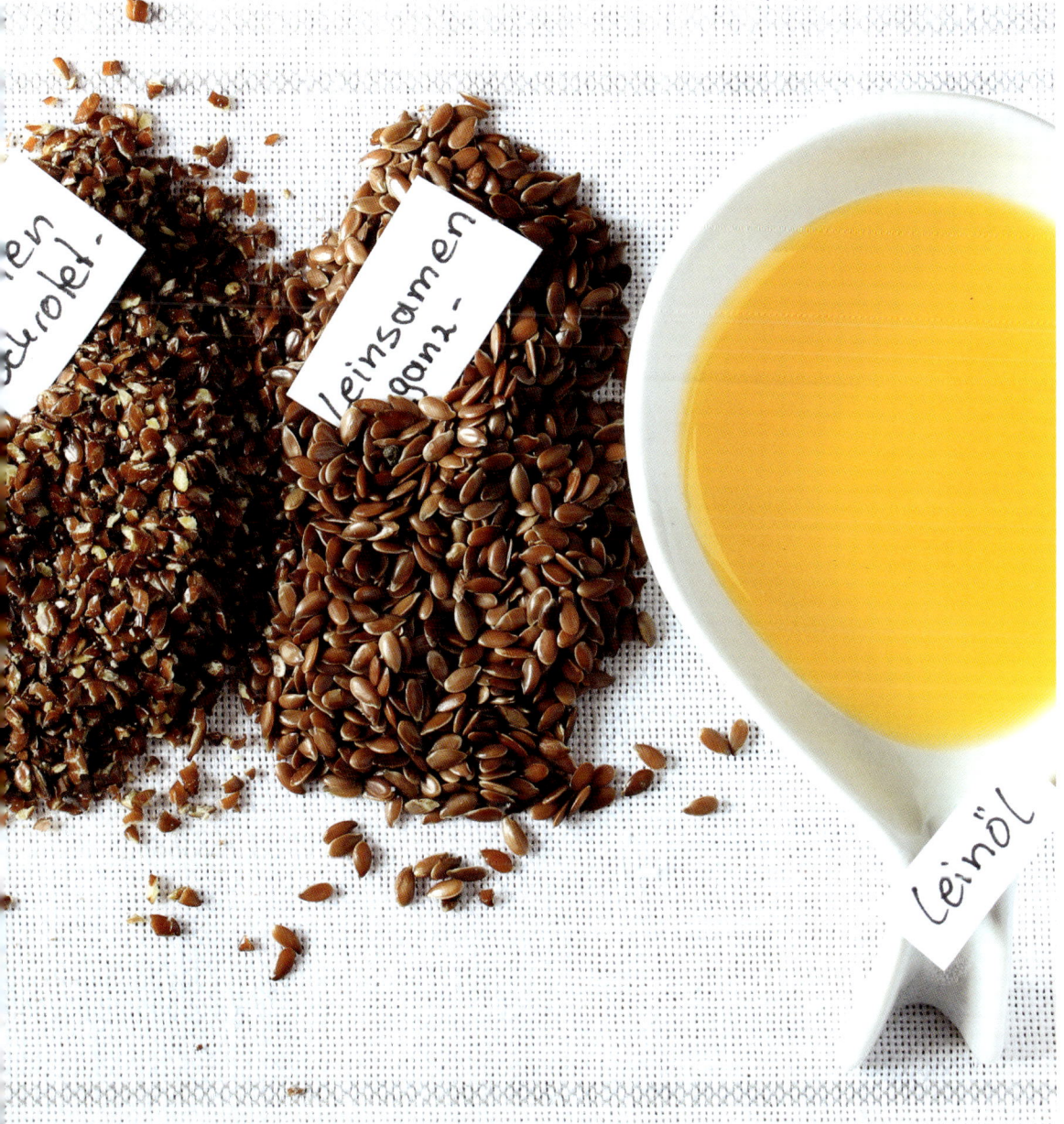

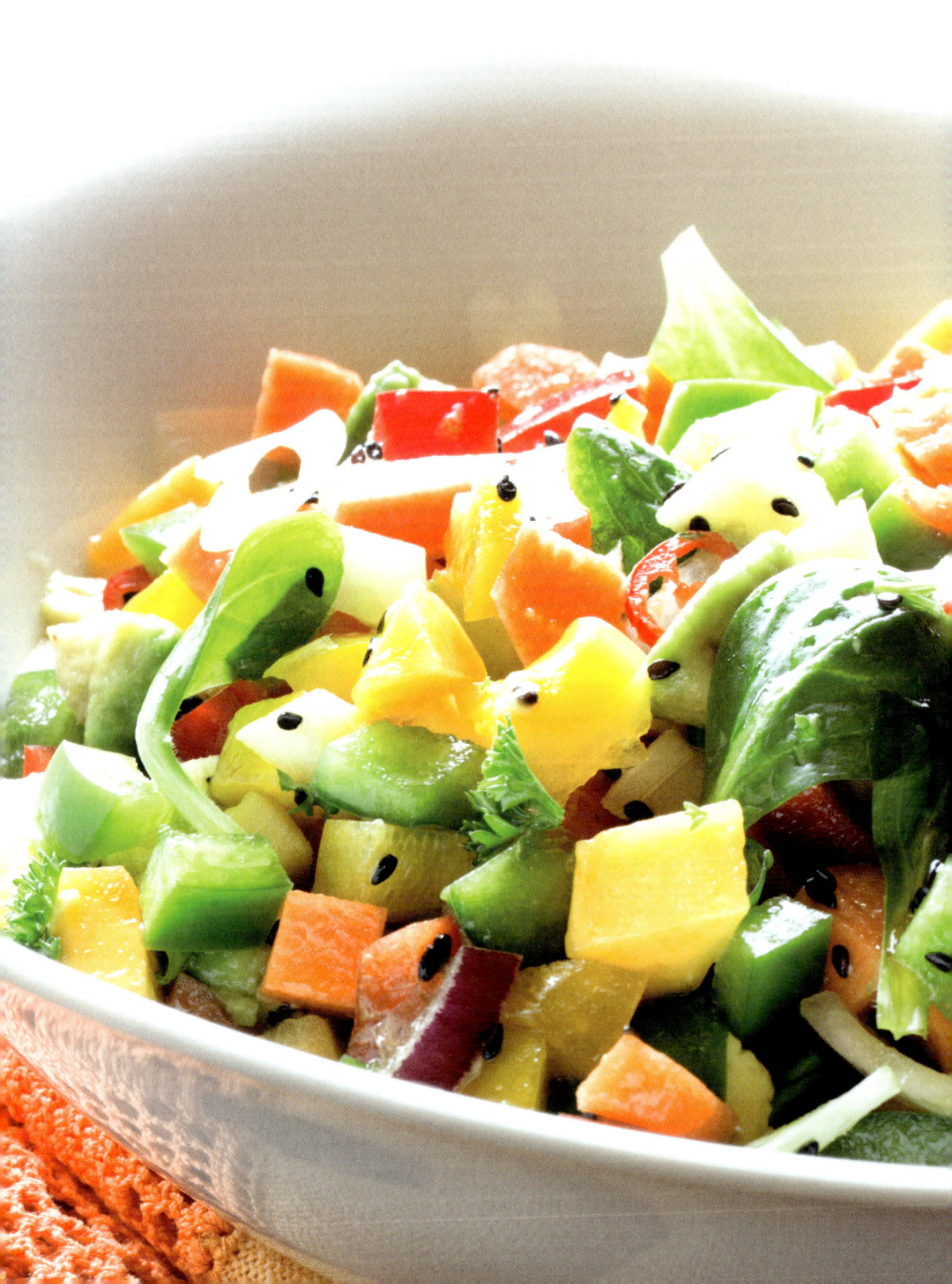

Glücks-Salat

Bunte Vitalstoffe tanken

Zutaten für 2 Portionen:

› ¼ Mango
› je ½ rote, grüne und gelbe Paprika
› ½ Avocado
› ½ rote Zwiebel
› 1 Möhre
› ½ rote Chili
› 1 Handvoll Feldsalat

› 2 EL milder Essig
› 3 EL Oliven- oder Hanföl
› 1 TL Honig
› schwarzer Sesam, Salz, Pfeffer

So geht's:

1 Mango, Zwiebel, Möhre, Avocado schälen. Paprika, Chili und Feldsalat waschen und putzen.

2 Obst und Gemüse in Würfel schneiden.

3 Essig, Öl und Honig für das Dressing verschlagen.

4 Abschmecken und mit dem Sesam unter den Salat heben.

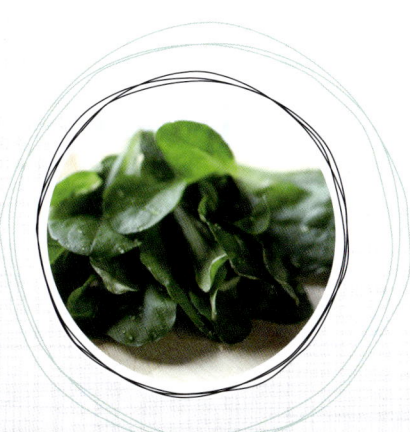

FELDSALAT

ist der nährstoffreichste Salat, der sich zudem besonders vielseitig verwenden lässt, egal ob süß oder würzig. Er punktet vor allem mit besonders viel Chlorophyll und den Vitaminen A und C. Eine Handvoll Feldsalat schmeckt auch in fast jedem Smoothie.

Frühlings-Pesto

Eine grüne Köstlichkeit

Zutaten:

› *2 EL Sonnenblumenkerne*
› *1 kleines Stück Parmesan (ca. 20 g)*
› *1 Bund Bärlauch*
› *½ Bund Petersilie*
› *100–150 ml Olivenöl*
› *¼ TL Salz*
› *½ TL Pfeffer, frisch gemahlen*
› *¼ TL Zucker oder Honig*

So geht's:

1 Sonnenblumenkerne und Parmesan im Mixaufsatz zerkleinern.

2 Bärlauch und Petersilie waschen, gut abschütteln, grob zerschneiden und mit Öl und Gewürzen in den Mixaufsatz geben.

3 Auf kleiner Stufe bis zur gewünschten Konsistenz, pürieren (nicht so fein wie einen Smoothie). Wer keinen Mixer hat, hackt Kerne, Parmesan und Kräuter mit einem Messer klein und vermischt alles im Mörser oder mit dem Stabmixer.

Das Pesto ist mit einer dünnen Ölschicht bedeckt und fest verschlossen bis zu 4 Wochen im Kühlschrank haltbar.

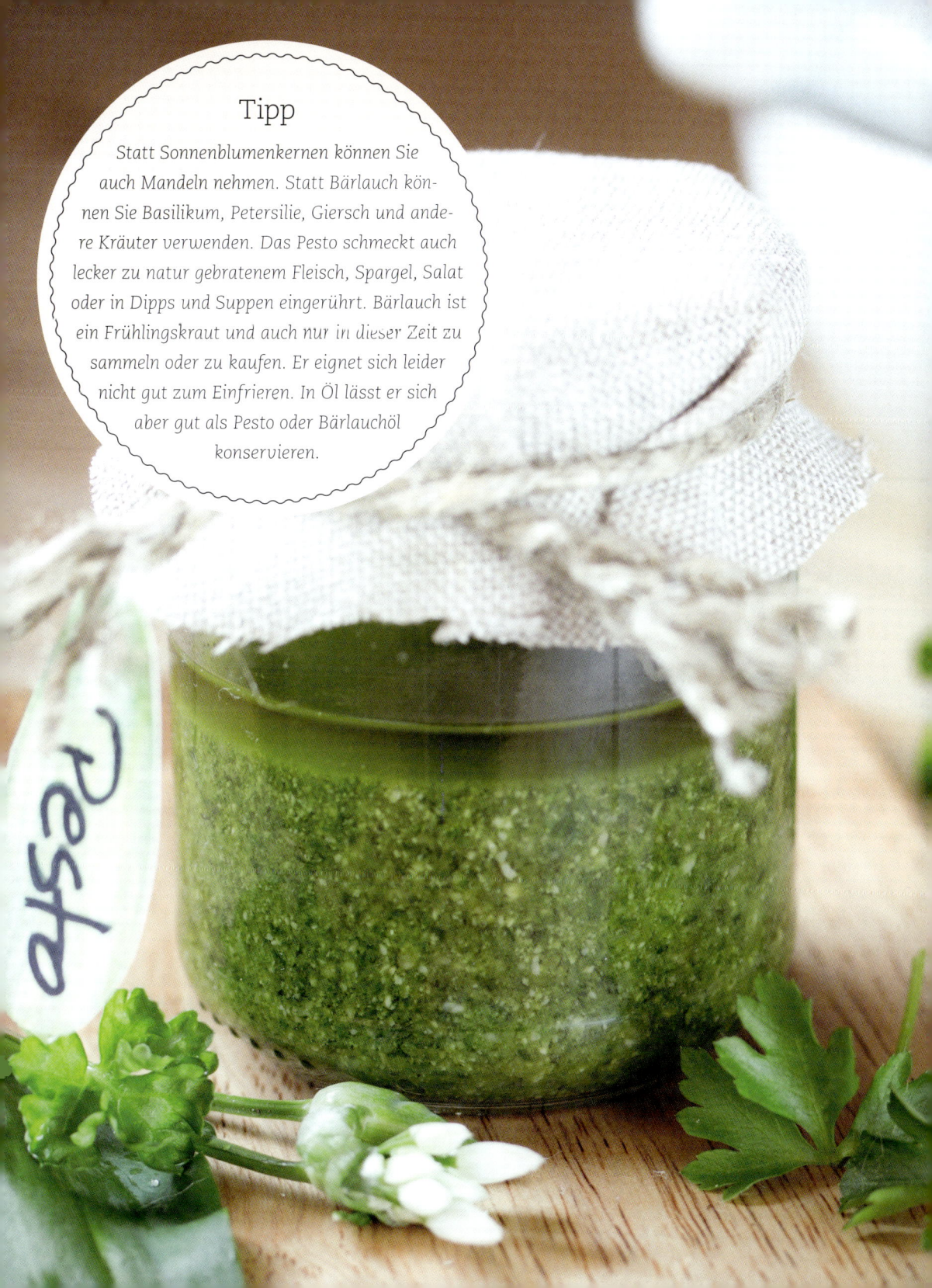

Tipp

Statt Sonnenblumenkernen können Sie auch Mandeln nehmen. Statt Bärlauch können Sie Basilikum, Petersilie, Giersch und andere Kräuter verwenden. Das Pesto schmeckt auch lecker zu natur gebratenem Fleisch, Spargel, Salat oder in Dipps und Suppen eingerührt. Bärlauch ist ein Frühlingskraut und auch nur in dieser Zeit zu sammeln oder zu kaufen. Er eignet sich leider nicht gut zum Einfrieren. In Öl lässt er sich aber gut als Pesto oder Bärlauchöl konservieren.

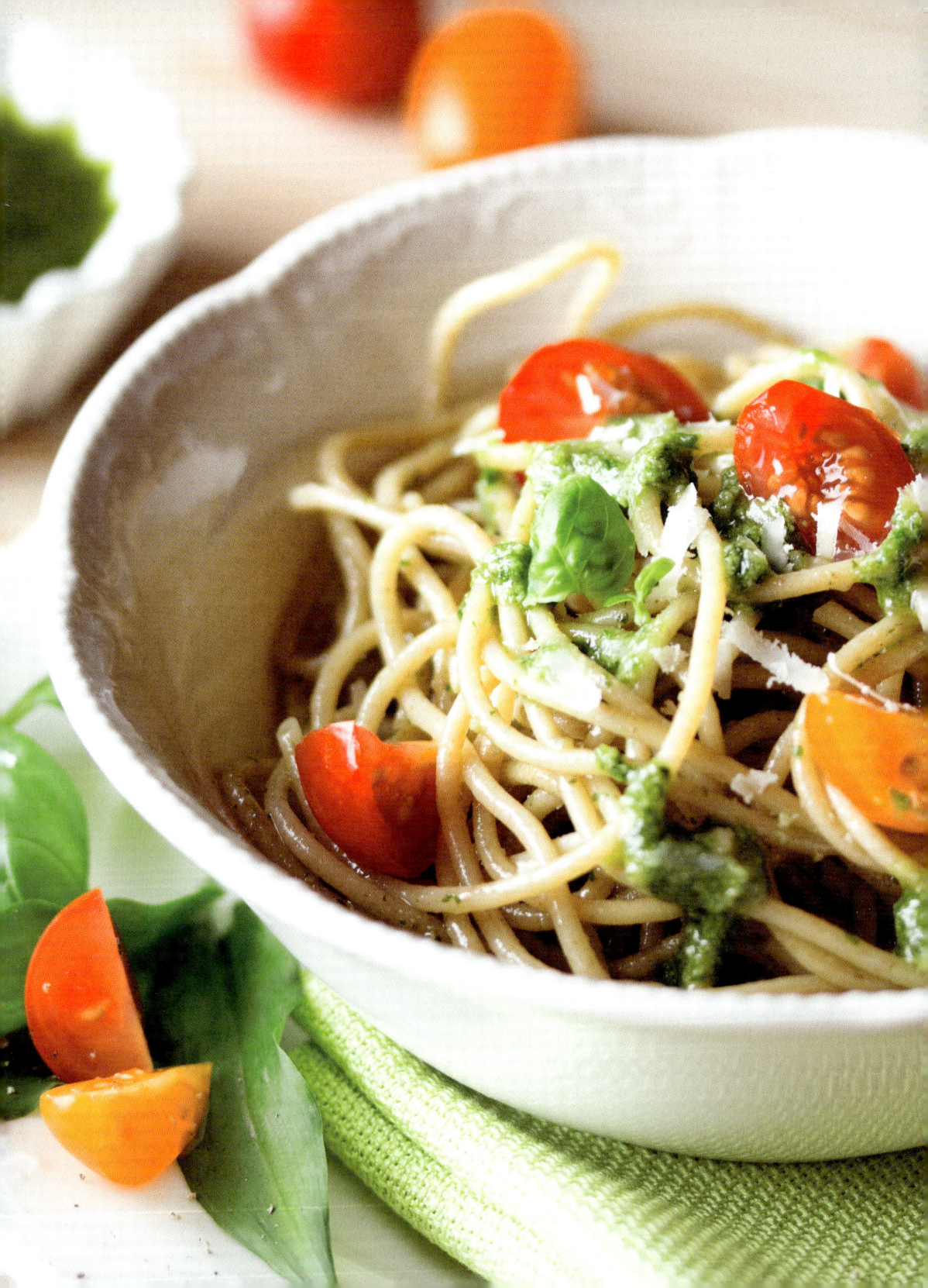

Pasta mit Pesto

Der blitzschnelle Genuss

Zutaten:

› Vollkornspaghetti
› Pesto (siehe S. 54)
› Tomaten
› Parmesan

So geht's:

1 Vollkornspaghetti al dente kochen.

2 Pesto und Tomatenstücke unterheben, Parmesan darüberreiben ...

... und fertig ist ein leckeres Pastagericht.

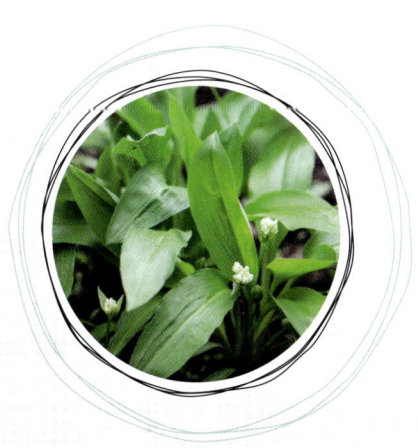

BÄRLAUCH

bringt Wintermüde wieder auf Trab. Er vitalisiert den gesamten Stoffwechsel durch seine reichhaltigen Inhaltsstoffe wie Vitamin C und Chlorophyll. Sein knoblauchartiges, würziges Aroma peppt viele Speisen auf.

2:5! *Zweimal wöchentlich*

Das beliebte Einsteigermodell

Die 2-Tage-pausieren-und-5-Tage-essen-Variante ist bei meinen Patienten die beliebteste. Sie ist auch für Neueinsteiger im Esspausen-Lebensstil sehr gut umzusetzen.

Nutzen Sie vorher auf jeden Fall die Kraft der 3 Veränderungstage, die ich Ihnen gleich im Anschluss vorstelle.

Mit 2 Pausentagen in der Woche erreichen Sie sehr viel für Ihre Gesundheit und Ihre Wunschfigur. Sie schöpfen hierbei alle Vorteile des Fastens ab. **Jojo-Effekt? Nicht mit Esspausen.** Bleiben Sie dran.

MO	DI	MI	DO	FR	SA	SO
Pause			Pause			

Planen Sie die 2 Tage im Laufe der Woche so ein, dass sie nicht direkt hintereinanderliegen. 48 Stunden in einem Stück zu fasten ist weniger „gewinnbringend", als es zweimal 24 Stunden zu tun.

Die 2 Tage, an denen Sie nur eine Mahlzeit essen, legen Sie so, wie es am besten in Ihren Wochenplan passt. Sie müssen auch nicht jede Woche an den gleichen Tagen stattfinden.

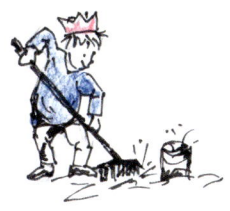

Autophagie: die Zellreinigung

Mit Esspausen schenken wir unserem Körper Zeit, sich mit anderen Arbeiten als mit der Verdauung zu beschäftigen. Unser Körper kennt keinen Urlaub. Er arbeitet immer, 24 Stunden lang an jedem Tag unseres Lebens. Ständig muss irgendwo etwas aufgebaut, umgebaut oder erneuert werden, damit unser Körpersystem reibungslos abläuft, so wie wir es von ihm erwarten. Während dieser Arbeiten fällt natürlich auch ständig „Müll" an. Seien es Abfälle aus Recyclingarbeiten und Verarbeitungsprozessen oder alte Zellenfragmente, Rückstände von Medikamenten, vom Rauchen oder aus der Nahrung. Das alles muss wie unser Hausmüll abtransportiert werden.

Hätten wir keine Müllabfuhr, sondern würden unseren Müll zu Hause stapeln, würden wir irgendwann in ihm ersticken. Ähnlich ergeht es dem Körper. Je mehr Müll wir durch Fast Food und industriell verarbeitete Lebensmittel ansammeln, desto dramatischere Formen nehmen die Müllberge an. Je unnatürlicher die Lebensmittel sind, desto mehr Müll fällt bei der Verarbeitung im Körper an. Umso wichtiger ist deshalb für den Körper die nahrungsfreie Phase zur Verarbeitung.

Zeit, um Hausputz zu betreiben, hat der Körper definitiv nur in essfreien Phasen. Für die Reinigungsarbeiten in unserem Zuhause müssen wir uns ja auch extra Zeit nehmen.

Der Autophagie-Forscher Dr. Madeo sieht das Verteilen vieler kleiner Mahlzeiten über den Tag als nicht mehr zeitgemäß an. Aufgrund der Forschungslage ergeben sich andere Erkenntnisse. „Sechsmal am Tag zu essen ist vollkommen unphysiologisch. Die Zellen brauchen Zeit, um sich zu säubern und ihren Abfall zu recyceln."

Diese Zeit fehlt, wenn der Körper ständig Insulin ausschüttet und mit der Verdauung beschäftigt ist. Temporäres Fasten, zum Beispiel einmal wöchentlich für 15 bis 24 Stunden, ist eine Art Doping für die Zellen.

„Einmal am Tag sollte man den Hunger richtig spüren. Begrüßen Sie den Hunger wie einen Freund, dann wird der Körper aufgeräumt." Dr. Madeo empfiehlt weiterhin, „maßvoll zu essen, um die Entsorgungsmaschinerie zu aktivieren."

Wir sollten also nur so lange essen, bis wir gemäßigt satt sind, und anschließend dem Körper Pausen gönnen, damit er für Reparatur- und Reinigungsarbeiten Zeit hat.

Wichtig für eine optimale Reinigung sind ausreichend Flüssigkeit, Entspannungsphasen und auch Bewegung. Diese drei wirken wie ein Putzkraftverstärker.

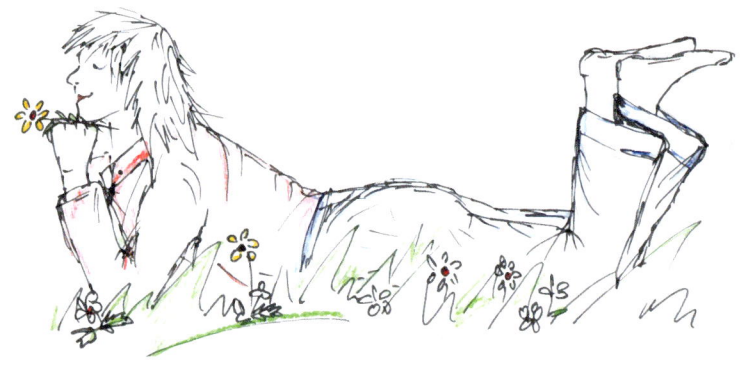

Ich weiß nicht, ob es besser wird, wenn es anders wird. Aber es muss anders werden, wenn es besser werden soll.

(Georg Christoph Lichtenberg)

1:6! Einmal wöchentlich

Der Pausen-Schalttag für einen aktiven Stoffwechsel

Gönnen Sie Ihrem Körper wenigstens einen Tag Esspause in der Woche, auch wenn Sie Ihr Wunschgewicht erreicht haben. Bewusst essen, Sport treiben und sich wohlfühlen im eigenen Körper, so lautet die Devise. Ein Fastentag in der Woche aktiviert den Stoffwechsel und fördert weiterhin eine bewusste Ernährung.

Sie kennen das bestimmt auch:

Es geht einem gut, man ist zufrieden mit sich und der Welt, und schon schleicht der alte Schlendrian um die Ecke. Man fällt zurück in die früheren Gewohnheiten. Der kleine Snack im Vorbeigehen, das Stückchen Schokolade bei Stress, das kleine Keks nebenbei gemummelt, der Löffel Zucker im Kaffee oder auch ein paar Chips vor dem Fernseher empfinden wir wieder als wunderbar entspannend. Wozu Pausen einlegen? Man gönnt sich ja sonst nichts. Die nervigen Zipperlein und das Gewicht kehren langsam, aber sicher zurück. In Gedanken stöhnt man: Ach, das hat ja wieder mal alles nichts gebracht. Man ist aber zu faul, sich wieder zu bewussten Esspausen aufzuraffen. Der alte Schlendrian hat es geschafft und es sich bei uns wieder gemütlich gemacht.

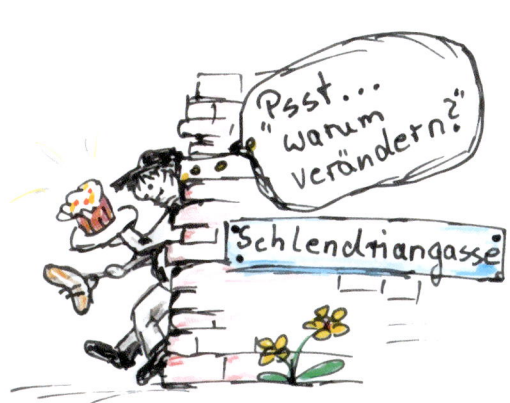

Dagegen hilft ein bewusster Pausentag in der Woche. Die Gedanken und Pausen-Gewohnheiten werden immer wieder neu motiviert. Wir bleiben am Ball. Ich empfinde den Montag als Pausentag sehr angenehm, besonders wenn die Wochenendmahlzeiten doch einmal etwas üppiger ausgefallen sind.

MO	DI	MI	DO	FR	SA	SO
Pause						

Ein Pausen-Schalttag ist optimal:

› wenn Sie Ihr Wunschgewicht erreicht haben und es problemlos halten wollen.
› zum Testen, ob Ihnen die 24-Stunden-Variante gefällt.
› Sie praktizieren bereits die 5-Stunden-Pause und wollen Ihren Stoffwechsel noch mehr anregen? Schalten Sie diesen Tag zusätzlich einmal in der Woche.
› als Tag, an dem Sie sich selbst etwas verwöhnen.
› als Entgiftungstag für Ihre Zellen. Zeit für die Zellreinigung.

Wenn du tust, was du immer getan hast,
wirst du bekommen, was du immer bekommen hast.

(Abraham Lincoln)

Starthilfe zum Kurzzeitfasten

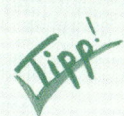

› Trinken Sie ausreichend Wasser. Die von Ihnen benötigte Menge haben Sie schon berechnet. Sie dient Ihnen als Anhaltspunkt. Kopfschmerzen, Zittern, Übelkeit, Kopfdruck und Unwohlsein können in einem Wassermangel begründet sein und deuten nicht zwingend auf einen Unterzucker hin. Auch wenn wir diese Symptome oft als Energiemangel deuten, den wir bereitwillig durch Essen beheben wollen. Essen bringt natürlich auch Flüssigkeit in den Körper, diese reicht aber leider nicht für einen gesunden und florierenden Stoffwechsel aus.

› Sehen Sie die Esspausen als entlastende Entspannung an und nicht als belastende Entbehrungen. Sie tun Ihrem Körper wohl, das werden auch Sie bald begeistert feststellen.

› Beginnen Sie mit der kleinsten Pause zwischen den Mahlzeiten und steigern Sie die Zeiten allmählich. Hat der Körper sich daran gewöhnt, seine eigenen Reserven anzugreifen, dann wird es Ihnen ganz leichtfallen, in die effektiven längeren Pausen einzusteigen.

› Beginnen Sie mit dem Kurzzeitfasten, wenn Sie beschäftigt und abgelenkt von Arbeit oder Hobby sind. Es ist schwierig, das neue Fasten-Vorhaben durchzusetzen, wenn man gerade gelangweilt und frustriert an einem trüben Tag auf dem Sofa abhängt und nichts näherliegt, als sich mit Naschen zu verwöhnen.

› Nutzen Sie die drei Königstage als Starthilfe. Sie helfen dabei, den Teufelskreis „Daueressen" zu durchbrechen, und aktivieren Ihren Stoffwechsel.

Drei Königstage gegen
alte Gewohnheiten

Tage, die den Stoffwechsel auf Veränderung einschwören

Damit Ihnen das Einhalten der Esspausen zu Beginn leichterfällt, starten Sie die Umstellung mit den drei Königstagen der Veränderung. Diese sind besonders wichtig, wenn Sie bisher viel genascht und helle Backwaren gegessen oder Ihre Esspausen nur Minuten betragen haben.

Tipp!

Die Veränderungstage helfen Ihnen dabei, Ihren Stoffwechsel zu regulieren, den Insulinstoffwechsel zu beruhigen, den Körper vom Fett-Einlagerungs-Modus in den Fett-Verbrennungs-Modus zu bewegen, die biochemischen Heißhungeranfälle während der anfänglichen Pausen zu minimieren und den Süßhunger wegzupusten.

An den Veränderungstagen hat die kohlenhydratreduzierte Ernährung das Sagen. **Es sind die einzigen Tage, an denen feste Regeln dafür gelten, was gegessen werden darf und was nicht.**

Überlegen und entscheiden Sie ganz ehrlich für sich selbst:

Was sind 3 Tage gegen den Rest der Zeit mit einem Leben im Wohlfühlmodus?

Erlaubt, bis Sie wohlig satt sind:

> Gemüse

> Gekochte, vollständig abgekühlte Kartoffeln oder Reis
> – danach wiedererwärmt. (*Blutzucker – sanfte Wirkung
> durch resistente Stärke*)

> Salat und Kräuter

> Nüsse und Samen

> **Natives Kokosöl**

> **Kalt gepresste Öle** (Olivenöl, Rapsöl, Leinöl, Hanföl)

> Butter

> Eier

> Fleisch

> Fisch und Meeresfrüchte

> Milch und Naturmilchprodukte (natürlicher Fettgehalt)

> Wasser, ungesüßter Tee

> 2 EL Hanfsamen

> 1 EL Chiasamen, geschrotete Leinsamen oder Leinöl

> 1 EL Flohsamenschalen für eine angenehme Sättigung
> und eine gute Verdauung

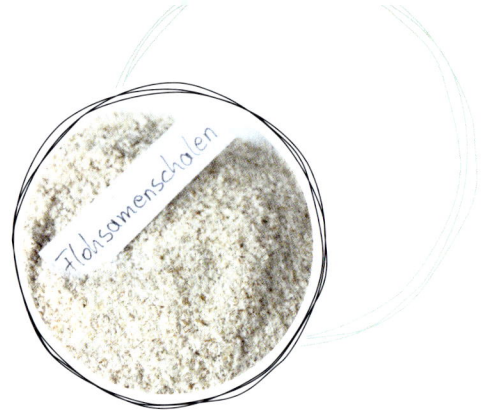

FLOHSAMENSCHALEN

sollten jeden Tag dabei sein. Sie können in Wasser, Tee oder Joghurt eingerührt werden. Lassen Sie den Mix nicht stehen, da er sofort stark aufquillt und sich dann nicht mehr gut essen lässt.

Die winzigen Flohsamen sind Ballaststoffe pur. Sie haben eine regulierende Wirkung auf den Magen-Darm-Trakt und können sogar ein Reizdarmsyndrom lindern. Sie beeinflussen den Cholesterinspiegel sowie den Blutzucker stoffwechselgünstig. Flohsamen sind also gute Verbündete im Spiel gegen das metabolische Syndrom. Zudem sättigen sie lange und verhindern lästige Heißhungerattacken.

Unbedingt beachten:
Wichtig ist es, ausreichend zu trinken, um in den Genuss der positiven gesundheitlichen Effekte zu kommen!

Ballaststoffe und Wasser gehören zusammen wie Sommer und Sonne. Da Ballaststoffe im Verdauungstrakt aufquellen, kann es ohne ausreichende Wasserzufuhr zu Darmproblemen kommen.

Essen Sie ballaststoffreich (was gesundheitlich unbedingt empfehlenswert ist), so trinken Sie bitte ungefähr ½ Liter mehr Wasser, als vorhin errechnet.

Ebenso empfehle ich Ihnen, täglich 1–2 Esslöffel Hanfsamen und Chiasamen/Leinsamen zu essen. Diese grandiosen kleinen Vitalbündel bestechen durch sehr hochwertiges Fett und Eiweiß.

Mahlzeiten-Ideen für Ihre Veränderungstage

› Naturjoghurt mit Sonnenblumenkernen, Hanfsamen, Kürbiskernen, Sesam, Leinsaat und Chiasamen

› Rührei mit Kräutern, Käse, Tomaten, Zucchini, Hack oder Krabben

› Bunte Gemüsepfanne

› Gemüse-Hackfleisch-Pfanne

› Eier mit Kräuterquark

› Gemüsesuppe

› Gemischter Salat mit Mozzarella, Schinkenstreifen, angebratenen Fleischstreifen, Fischfilet natur, Krabben oder Eiern

› Rote-Bete-Salat mit Kürbiskernen

› Avocado mit Shrimps

› Omelette mit Gemüsestreifen, Tomaten, Schinken oder Ragù alla bolognese und Parmesan

› Brühe mit Kräutern

› Kohlenhydratarme Eiweißshakes

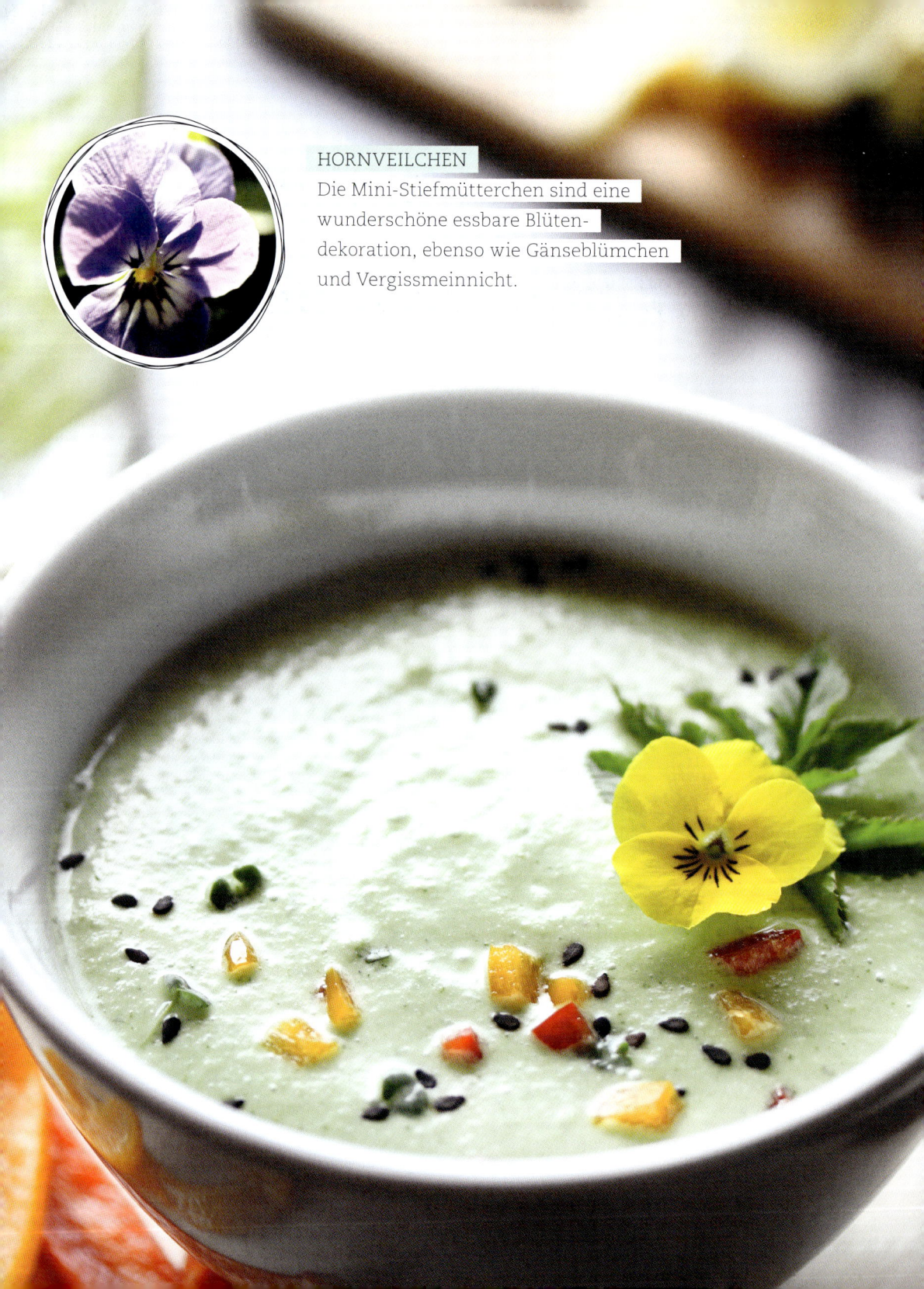

HORNVEILCHEN
Die Mini-Stiefmütterchen sind eine wunderschöne essbare Blütendekoration, ebenso wie Gänseblümchen und Vergissmeinnicht.

Kaltes Avocado-Gurken-Süppchen

Ein erfrischender Gaumenschmeichler

Zutaten für 2 Personen:

› *1 Avocado*
› *1 kleine Gurke*
› *200 g Naturjoghurt*
› *2 Stängel Petersilie*
› *½ Bund Schnittlauch*
› *½ TL Zitronensaft*
› *1 Knoblauchzehe*
› *Salz, Pfeffer*

So geht's:

1 Avocado schälen und Kern entfernen.

2 Gurke gründlich waschen. Wer die Schale nicht mag, schält die Gurke dünn ab.

3 Knoblauch schälen.

4 Alle Zutaten im Mixer wie einen Smoothie pürieren und abschmecken.

Tipp

Sehr lecker schmecken dazu kleine Paprikawürfel und schwarzer Sesam. Tomatenwürfel dazureichen. Geräucherter Lachs oder kross gebratene Baconstrei-fen passen auch zu dieser kalten Suppe.

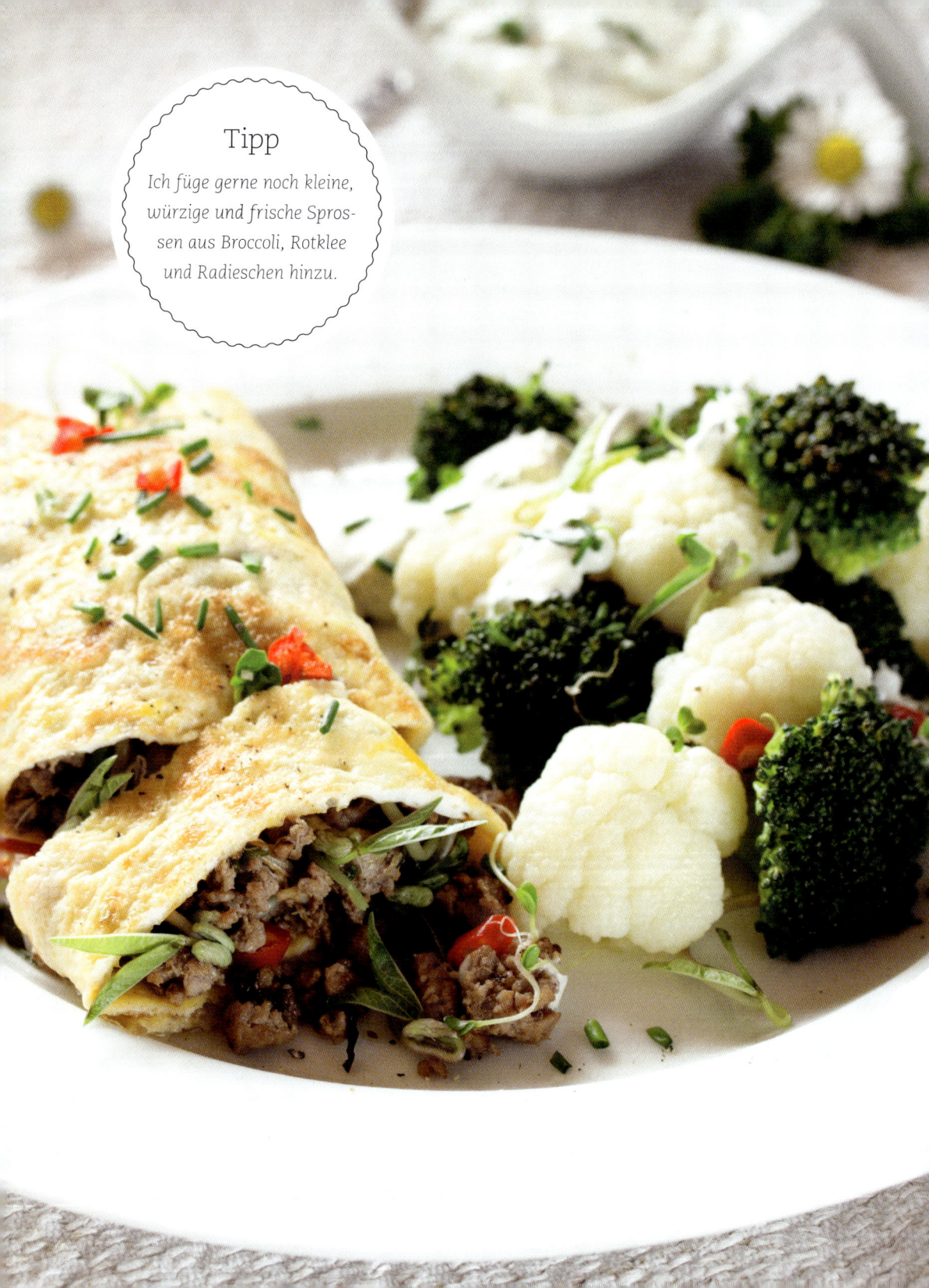

Tipp

*Ich füge gerne noch kleine, würzige und frische Spros-
sen aus Broccoli, Rotklee
und Radieschen hinzu.*

Omelette mit Hackfleischfüllung

Ein schnelles Mittag- oder Abendessen

Zutaten für 1 Person:

› 2 Eier
› 2 EL Milch
› 1 Prise Salz und frisch
  geriebene Muskatnuss

› 2 EL Quark
› 1 EL gehackte Kräuter
  oder Pesto

› 1 Handvoll Brokkoli- und
  Blumenkohlröschen
› 150 g Rinderhack
› 1 Frühlingszwiebel
› 1 kleine rote Chilischote
› 1 Handvoll frische
  Mungbohnensprossen
› Schnittlauch
› Salz, Pfeffer

So geht's:

1 Brokkoli und Blumenkohl in Röschen teilen, waschen und in wenig Wasser 5 Minuten bissfest garen.

2 Frühlingszwiebel waschen und in Ringe schneiden. Hack und Frühlingszwiebel in einer Pfanne anbraten, zum Schluss Mungbohnensprossen und Chili zufügen. 1 Minute miterhitzen. Mit Salz und Pfeffer würzen.

3 Quark und Kräuter oder Pesto verrühren und den Kräuterquark mit Salz und Pfeffer abschmecken.

4 Eier, Milch, Salz und Muskatnuss verschlagen. In einer Pfanne etwas Butter schmelzen, die Eiermasse hineingeben und bei geschlossenem Deckel stocken lassen. Die Unterseite sollte zart braun sein, die Oberseite leicht cremig.

5 Hackfleischmischung auf dem Omelett verteilen und dieses locker aufrollen. Brokkoli, Blumenkohl und Kräuterquark dazureichen.

Infos zu den Zutaten siehe Seite 72

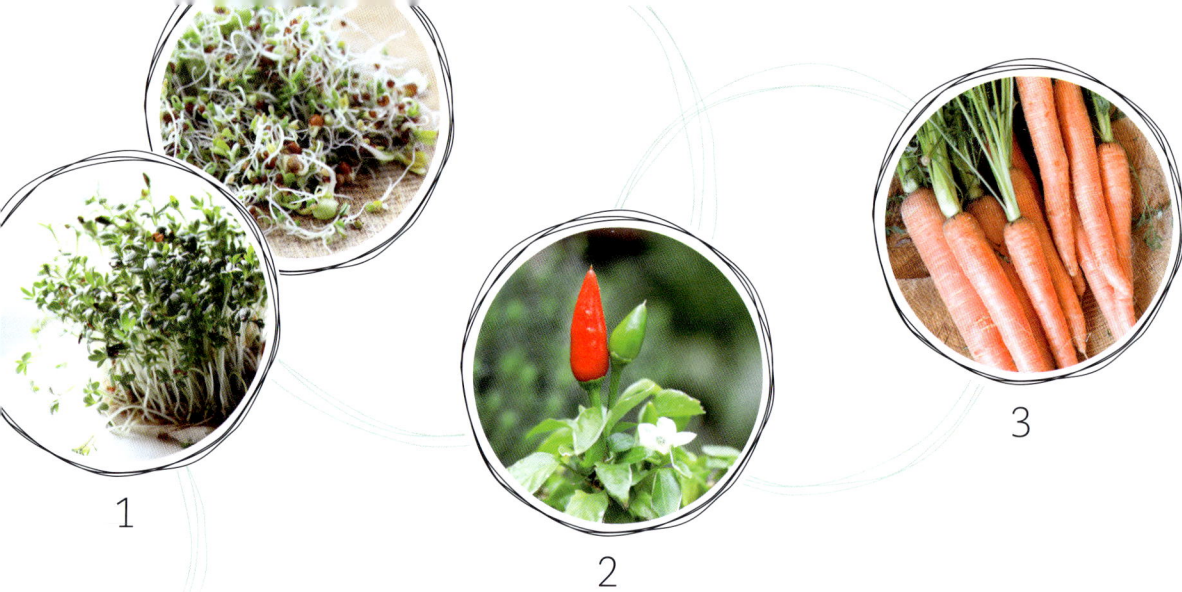

1 SPROSSEN

kann man in einem Keimglas selbst ziehen. Frische Sprossen, Keimlinge, sind eine hervorragende Vitamin- und Mineralstoffquelle. Durch Keimen erwecken Sie die Samen zum Leben und vervielfachen den Nährstoffgehalt. So haben Sie immer eine wunderbare Vitalstoffquelle parat.

Sprossen passen zu fast jedem Salat, Smoothie, Müsli oder Suppe als gesundes Highlight. Manche Sprossen (z. B. Bohnen) müssen vor dem Essen kurz blanchiert werden.

2 CHILI

Dieser herrlich leuchtend roten Schote mit feuriger Schärfe werden viele positive Gesundheitseffekte zugesprochen. Sie feuert unter anderem unseren Stoffwechsel kräftig an und hebt die Stimmung.

3 MÖHREN

stärken die Augen, das wissen wir schon seit Kindertagen. Aber nicht nur ihr Gehalt an Provitamin A, ihre leuchtend orange Farbe (für die Sehkraft), sondern auch viele andere Vitalstoffe machen die Möhre zur besten Begleiterin unserer Gesundheit.

Regenbogen-Gemüsepfanne

Bunter Genuss für jeden Anlass

Zutaten für 2 Portionen:

› *1 große Möhre*
› *1 kleine Zucchini*
› *je ½ rote, gelbe und grüne Paprika*
› *1 Frühlingszwiebel*
› *1 rote Zwiebel*
› *je 1 EL Sonnenblumenkerne, Kürbiskerne*
› *1 kleine frische rote Chilischote*
› *1 Knoblauchzehe*
› *Rosmarin, Thymian*
› *1 EL Kokosfett*

So geht's:

1 Das Gemüse waschen, putzen und in Stücke schneiden.

2 Kokosfett in einer Pfanne erhitzen und alle Zutaten hinzufügen, 5 Minuten bei sanfter Hitze garen. Das Gemüse schmeckt al dente gegart am besten und verwöhnt uns so mit den meisten Vitalstoffen. Mit Salz und Pfeffer abschmecken.

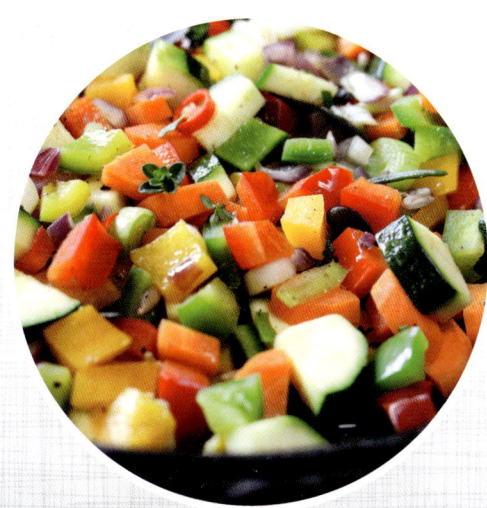

Tipp

Wer mag, gibt kleine Stücke Schafkäse dazu.

Diese Produkte
sind 3 Tage lang tabu:

› Süßigkeiten, Zucker, Honig, Sirup
  (z. B. Haushaltszucker, Eis)

› Süßstoffe (z. B. in Cola-light oder Süßstofftabletten)

› Brot und Brötchen
  (z. B. Vollkornbrot, Croissants, Weißbrot)

› Kuchen, Torten, Kekse und andere Backwaren

› Körner und Flocken (z. B. Müsli, Haferflocken)

› Frisch gekochte Kartoffeln, Nudeln und Reis

› Obst (z. B. Äpfel, Bananen, Heidelbeeren)

› Frucht-Smoothies

› Alkohol (z. B. Bier, Weinschorle)

› Süße Getränke und Säfte (z. B. Orangensaft, Limonade)

› Cappuccino, Eistee, Eiskaffee, Kakao

› Chips, Salzstangen, gesalzene Erdnüsse & Co.

› Schokolade (z. B. Schokoladenkekse, Bitterschokolade)

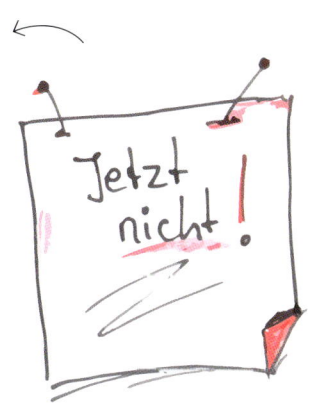

Nach diesen Veränderungstagen gehen Sie direkt über zum Kurzzeitfasten oder Heilfasten. Diese drei besonders aktivierenden Tage können Sie auch während der Abnehmphase einfügen, um neuen Schwung in die Gewichtsreduktion zu bringen, wenn diese einmal ins Stocken gerät.

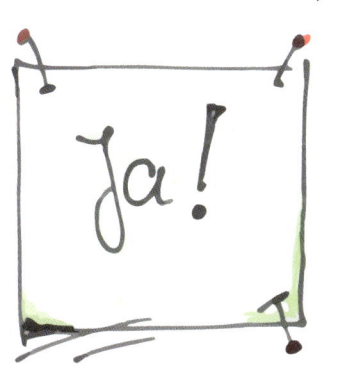

Obst, Frucht-Smoothies, Körner, Flocken, Vollkornbrot, Kartoffeln, Naturreis und Nudeln gehören anschließend selbstverständlich wieder mit ins Team der natürlich-ausgewogenen Mischkost.

Ihr Essverhalten sollte Ihnen weiterhin bewusst bleiben. Süßigkeiten, süße Getränke, Backwaren und Nudeln aus Weißmehl sollen Sie auch in der Folge weglassen oder zumindest stark minimieren und als etwas Besonderes genießen.

Leichtes für zwischendurch

Wenn „Nebenwirkungen" wie Hunger, Appetit oder leichte Kreislaufprobleme Sie **zu Beginn** der Pausenpraxis zu übermannen drohen oder wenn Sie auf die Fernsehmahlzeit gar nicht verzichten können, locken die folgenden Snacks nur wenig Insulin an.

Wasser vertreibt das Hungergefühl und beruhigt die Psyche.
Sehr gut ist es, warmes Wasser zu trinken. Wassertrinken kann Ihren Stoffwechsel um ungefähr 3 Prozent mehr aktivieren. Nutzen Sie diesen geschenkten Zusatzeffekt und trinken Sie Wasser.

Tipp!

Außerdem hilft zwischendurch jeweils einer dieser Snacks:

› 3 TL Hanfsamen
› 2 TL Kokosöl
› Einige Sonnenblumen-, Kürbis-, Cashewkerne, Nüsse
› 1 hart gekochtes Ei
› 1 kleine scharfe Frikadelle oder Gemüseplätzchen
› Frisches Obst: z. B. 1 Apfel, 1 Pfirsich, 5 Erdbeeren, 1 Orange
  Essen Sie dazu Eiweiß: 1 Stückchen Käse, 1 EL Quark, Joghurt oder Hüttenkäse. Das besänftigt den Blutzucker, erfreut die eiweiß-hungrigen Zellen und gibt obendrein ein Sättigungsgefühl.
› ½ Grapefruit auslöffeln oder frisch auspressen und den Saft trinken
› Rohes Gemüse zum Knabbern: Möhre, Kohlrabi, Paprika, Gurke, kleine frische Champignons, Radieschen, Chicorée-Blätter
› Dip zum Knabbergemüse: 1 EL Quark oder körnigen Frischkäse, frische Kräuter – klein gehackt, mit Salz und Pfeffer verrühren und mit Chili oder Ingwer abschmecken
› Grüne Smoothies: Joghurt oder körnigen Frischkäse mit Kräutern, Wildkräutern und Salat fein pürieren
› 150 ml Buttermilch, Kefir, Molke

› Tomatenshake: 2 Tomaten mit 1 EL Kräuter,
   150 ml Buttermilch, 1 TL Hanföl, Chili, Salz und
   Pfeffer mixen
› 1 kleines Stück Bitterschokolade mit extra hohem
   Kakao-Anteil

„Schokolade macht schlank"
Diese Schlagzeile kursiert seit einiger Zeit in den Medien.
Glauben Sie das bitte nicht, auch wenn es wunderbar wäre. Es
stimmt definitiv nicht, denn der Kaloriengehalt ist nicht zu ver-
achten. Eine Tafel Schokolade ersetzt im Energiegehalt problemlos
eine komplette Mahlzeit. Schokolade macht leider auch nicht glücklich aufgrund ihres Tryptophangehalts, wie oft behauptet wird, sondern
aufgrund des Genuss- und Wohlfühleffekts. Um eine effektive Trypto-
phanmenge aufzunehmen, müssten Sie mindestens 3–4 kg Schokolade
vernaschen.

**Wollen Sie etwas essen, was Ihren Gute-Laune-Botenstoff Tryptophan
vermehrt, sind Sie mit Cashew- und Sonnenblumenkernen, Hanf- und
Chiasamen, Sesam, Hafer, Hirse, Amaranth, Buchweizen, Linsen, Bohnen, Emmentaler, Bananen, Avocados, Quark, Käse und Eiern schlan-
ker bedient. Meiden Sie Stress, da dieser tryptophanabbauende Enzy-
me aktiviert und maximal hemmend auf die Serotoninbildung wirkt.**

Tipp!

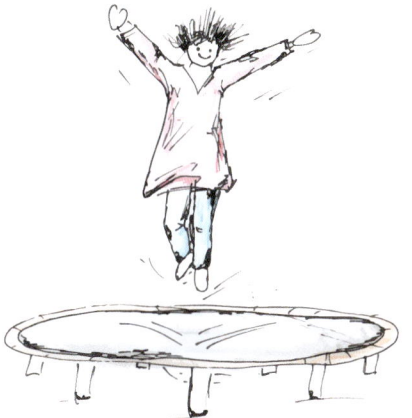

... bewegte Esspausen
machen auch glücklich!

RISIKO: ÜBERGEWICHT

Legen Sie Ihre Karten
offen auf den Tisch

Die Signale, die das Fettgewebe aussendet, scheinen eine Verteidigung der Fettreserven zu sein. Wenn die kleinen, proper gefüllten Fettzellen etwas von ihrem kostbaren Fett abgeben sollen, weil gerade Energiemangel im Körper herrscht, sträuben sie sich.

Erst einmal wird schnell unser Appetit angeregt. Füllen wir dann etwas nach, vielleicht ein belegtes Brot oder einen Softdrink, dann braucht unser Körper seine Fettreserven nicht anzugreifen, sondern kann fix die frische Energie nutzen. Das findet er klasse, weil es ihm Arbeit erspart. Daher plagt uns, trotz eines großen Energievorrats von etlichen tausend Kalorien in den Fettzellen, der Hunger.

Das tödliche Quartett

Berühmt geworden sind diese vier Übeltäter unter dem Namen „metabolisches Syndrom". Sind Sie in dem Besitz der 4 Bs, sind Sie leider aufgestiegen in die große Gruppe der Patienten, denen verstärkt das Risiko droht, an Schlaganfall, Herzinfarkt, Arteriosklerose und Diabetes mellitus Typ 2 mit allen Begleiterscheinungen zu erkranken.

Die Krux an diesem Spiel ist, dass alles ohne Schmerzen und akute Symptome abläuft. Also seien Sie auf der Hut. Wollen Sie diesen Vierer wirklich bis zum bitteren Ende ausspielen?

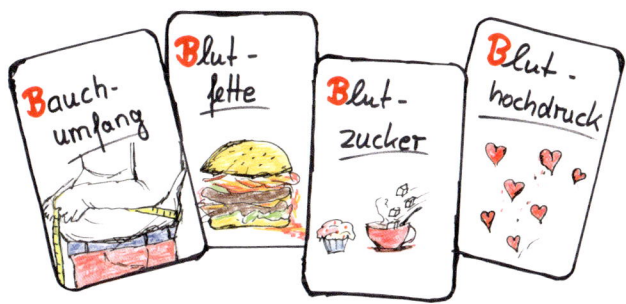

Wer sind die geheimnisvollen 4 B?

Bauchumfang: bauchbetontes Übergewicht. Ein ausgeprägter Bauch ist das äußerlich sichtbare Zeichen für inneres Bauchfett. Es ist Fett, das sich um die Organe gepolstert hat, besonders um die Darmschlingen. Hier werden Substanzen produziert, die zu Störungen des Blutzuckers, des Fettstoffwechsels und des Blutdrucks führen können. Bauchfett ist sozusagen der Drahtzieher des metabolischen Syndroms.

Blutfette: Blutfette sind Ihnen vom Laborzettel der Blutanalyse unter dem Begriff Triglyceride bekannt. Sind sie stark erhöht, kann das unter anderem zu Arteriosklerose, Gicht und einer Fettleber führen.

Blutzucker: Erhöhte Blutzuckerwerte, auch Insulinintoleranz, gehören mit ins vollständige B-Quartett. Manch einer von Ihnen hat vielleicht schon Diabetes mellitus, in dem die chronisch erhöhten Werte letztendlich gipfeln. Es droht ein Burn-out der Körperzellen. Ein hoher Blutzucker ist eine Gefahr vor allem für Herz, Nieren, Augen und Gefäße.

Bluthochdruck: Der Blutdruck ist bei Übergewichtigen oft erhöht, da das Herz mehr Pumpleistung vollbringen muss, um die Blutmenge adäquat durch den Körper zu treiben. Diese Schwerstarbeit über Jahre hinweg kann dem Herzmuskel Probleme bereiten. Das ansonsten wartungsfreie Herz braucht einen Service durch den Chirurgen.

Übergewicht tritt meistens im Viererverbund auf. Decken Sie bei sich das B-Quartett auf, so sollten Sie eingreifen, bevor die Sache eskaliert. Esspausen, kombiniert mit bewusst natürlichem Essen und einer großen Portion Bewegung, bahnen Ihnen den Königsweg aus dieser misslichen Lage.

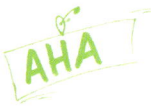

Alle 4 Karten ziehen Sie bei:
zu viel Zucker, zu vielen Zusatzstoffen, zu vielen Transfetten und zu viel Stress. Das Ganze wird oft garniert mit zu wenig Esspausen, zu wenig Vitalstoffen, zu wenig Bewegung und zu wenig Entspannung.

Taille-Hüft-Quotient
Hiermit ermitteln Sie das Verhältnis von Bauch- zu Hüftumfang.

Es werden Taillen- und Hüftumfang gemessen. Das Ergebnis gibt uns einen Hinweis auf die Fettverteilung des Körpers.

Auf geht's. Legen Sie das Maßband an und blicken Sie den Tatsachen ins Auge.

› Vermessen Sie Ihren Taillenumfang, ungefähr 2 cm über dem Bauchnabel.

› Vermessen Sie Ihren Hüftumfang an der dicksten Stelle am Po.

› Anschließend werden beide Zahlen dividiert.

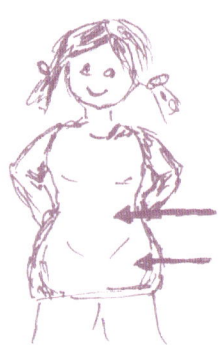

> Taillenumfang in cm : Hüftumfang in cm = Messzahl
>
> Ihre Berechnung:
>
> **Taillenumfang......cm : Hüftumfang......cm = ...**

Gesundheitlich unbedenklich ist **bei Frauen ein Ergebnis von 0,8 bis 0,84 und bei Männern ein Ergebnis von 0,9 bis 0,99.**

Spätestens ab der oberen Grenze kann das O.k. in ein K.o. kippen und das Umdenken über die Ernährungsgewohnheiten sollte Ihrer Gesundheit zuliebe beginnen. Allerdings nur, wenn Sie gesund und vital alt werden wollen.

Definitiv sollte **der Taillenwert bei Frauen nicht über 88 cm und bei Männer nicht über 102 cm liegen**.

Das Problem ist in diesem Fall das Bauchfett, wie vorhin schon erwähnt. Fett ist nicht gleich Fett, das dürfen wir nicht denken. Das (viszerale) Fett im Bauchraum, also nicht das Unterhautfettgewebe, arbeitet wie ein eigenständiges Organ. Es unterhält sich bestens mit anderen Organen und sendet ihm, wenn es in großer Runde versammelt ist, falsche Signale zu.

Und schwups! werden Ihnen leise, still und heimlich die drei fehlenden B untergejubelt.

Bauchfett ist also weit mehr als ein simpler Fettspeicher. Unter anderem werden hier vermehrt Appetitanreger und Entzündungsstoffe hergestellt. **Viel Bauchfett beeinflusst massiv den gesamten Stoffwechsel.**

Hunger, Appetit und Durst

Hunger treibt uns um. Er macht uns aktiv. Der echte Hunger meldet sich sanft. Meistens kündigt er sich durch leichtes Ziehen oder Knurren in der Magengegend an, wenn die letzte Mahlzeit einige Stunden her ist und im Körper verarbeitet wurde.

Appetit bringt Genuss, Wohlgefühl und Lust am Essen ins Spiel. Wir möchten gerne etwas essen, weil es so gut schmeckt, und nicht unbedingt, weil wir Hunger haben. Nein, der Hunger spielt hierbei die zweite Geige.

Gerät der Appetit außer Rand und Band, sprechen wir von **Heißhunger.** Es geht heiß her im Kopf. Gedanken und Gefühle gaukeln uns sehr trickreich Hunger vor, wo gar keiner ist. Erfüllen wir den Wunsch des Gehirns nach Essen, breitet sich ein gutes Gefühl aus. Wir sind satt und zufrieden – für den ersten Moment. Dann folgt meistens das schlechte Gewissen.

Durst ist ein Gefühl, das wir wenig wahrnehmen und oft kaum erkennen. Erst wenn er massiv wird und wir einen trockenen Mund verspüren, wissen wir, dass uns Flüssigkeit fehlt. Ansonsten wird Durst gern mit Hunger verwechselt. Wir essen dann etwas, statt den Durst mit Wasser zu löschen. Das ist ein häufiger Grund für Übergewicht. Apropos – wenn Sie Ihren Durst mit süßen (egal, ob mit Zucker, Fruchtzucker oder Süßstoff gesüßt) oder alkoholischen Getränken oder Fruchtsäften löschen, stolpern Sie direkt in die unscheinbare, gut getarnte, aber größte Gewichtsfalle.

Naschen Sie Hunger und Durst weg?

Geht es Ihnen auch so wie vielen anderen: Sie essen nur wenig zu den Mahlzeiten, stehen hungrig vom Tisch auf und sind dafür den ganzen Tag in Naschlaune? Ständig nutzen Sie die Gelegenheit, schnell eine Kleinigkeit zu naschen. Abends ist es dann vorbei mit der Willenskraft und Sie überfallen den Kühlschrank?

Die Gegenmaßnahme – sich satt zu essen während der Mahlzeiten – bändigt den Appetit. Essen Sie natürliches Essen, das viele Vitalstoffe enthält. Es kann nämlich auch sein, dass dem Körper schlicht und ergreifend wichtige Stoffe wie Eiweiß oder ungesättigte Fettsäuren fehlen und er deshalb Hunger anmeldet. Er hat nicht genug von dem bekommen, was er braucht. Das ist der Fall, wenn viel Fast Food verzehrt wird, die Lebensmittel stark industriell aufbereitet wurden oder wenn das Essen hauptsächlich aus Süßigkeiten und Misch- oder Weißmehlgebäck besteht. Wenn Sie aber Ihre Ernährungsgewohnheiten hinterfragen und gegebenenfalls Änderungen herbeiführen, schafft das Abhilfe gegen den Hungeralarm.

Ganz oft ist Übergewicht mit Stress verbunden. Wie sieht es bei Ihnen aus? Stresshormone schlagen die verrücktesten Kapriolen im Körper und können durchaus an einem Dauerhunger beteiligt sein. Gönnen Sie sich hin und wieder kleine Auszeiten durch Entspannungsübungen.

Manchmal hungert auch die Seele und verführt uns zum Essen. Darum meine sehr persönliche Frage: Brennt Ihnen etwas auf der Seele?

Wenn Hunger nicht das Problem ist, kann Naschen nicht die Lösung sein.

Es kann aber auch anerzogen oder angewöhnt sein, dass wir ständig etwas essen – eine „schwere" Gewohnheit. Es gibt viele verschiedene individuelle Ursachen, die es zu ergründen gilt. Jeder hat sein eigenes Phänomen, das ihn zum Essen bewegt.

Es lohnt sich immer, Ihre Ernährung und Ihre Gewohnheiten auf den Prüfstand zu stellen und die Ursachen für das Übergewicht zu erforschen. Ist es wirklich echter Hunger, der Sie plagt?

Aktion

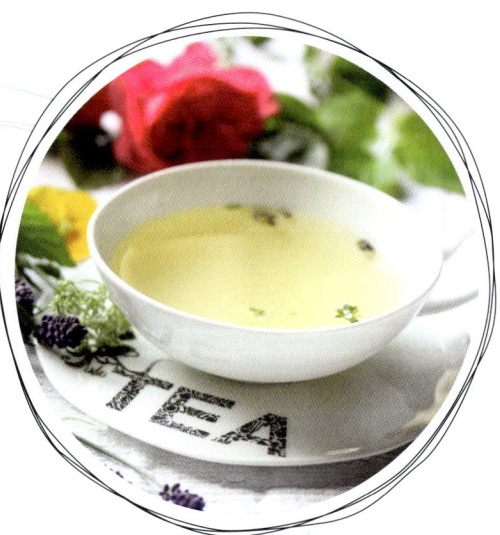

Eine Tässchen Tee zwischendurch wirkt Wunder.

Tipps zur Kräuterauswahl finden Sie auf den Seiten 103/104.

ERNÄHRUNGS-CHECK

Zu Beginn haben wir ein Ernährungsprotokoll besprochen. Wenn Sie es schon aufgestellt haben, machen wir sofort weiter. Wenn nicht, fertigen Sie in den nächsten 3 Tagen ein Protokoll an.

Wir wollen es nun auf verschiedene Aspekte hin betrachten.

WIE LANG SIND IHRE ESSPAUSEN?

....

Planen Sie kleine 4–5-Stunden-Pausen und nach Wunsch lange Pausen ein.

WIE VIELE MAHLZEITEN ESSEN SIE AM TAG?

....

Es sollten nicht mehr als 3 Mahlzeiten am Tag sein, ohne Zwischensnacks.

SIND ES MEHR ALS DREI? AUF WELCHE KÖNNEN SIE AM LEICHTESTEN VERZICHTEN?

....

....

Streichen Sie die überzählige ausgewählte Mahlzeit auf dem Zettel – und im Alltag.

WIE OFT NASCHEN SIE? WARUM NASCHEN SIE?

....

....

Überrascht? Naschen Sie öfter als gedacht oder ist alles im „grünen Bereich"?

TRINKEN SIE AUSREICHEND WASSER?

....

Vergleichen Sie die tatsächlich getrunkene Menge mit Ihrem errechneten Flüssigkeitsbedarf.

ESSEN SIE TÄGLICH OBST UND GEMÜSE? WIE OFT? UND WAS?

....

....

Ich empfehle Ihnen, mindestens fünfmal in der Woche 5 Portionen (5 Handvoll) Obst und Gemüse zu essen, damit der Vitalstoffbedarf gedeckt ist. Das entspricht jeweils 500–650 g der frischen, bunten Vitalstoffhelden. Zwei Drittel entfallen dabei auf Gemüse und ein Drittel auf Obst.

SIND KÖRNER, SAATEN UND NÜSSE DABEI?

....

Genießen Sie auch einmal Nusskerne und Saaten (Hanfsamen, Sonnenblumen- und Kürbiskerne, Hasel-, Wal- und Paranüsse, Mandeln und Chiasamen)? Auch wenn diese als „fett" verschrien sind – essen Sie sie trotzdem. Die kleinen Vitalstoffpakete schmecken köstlich und strotzen vor natürlich-gesunden Inhaltsstoffen. Und keine Angst, denn dieses Fett ist perfekt für Ihren Stoffwechsel.

WIE OFT STEHT EIWEISS (KÄSE, QUARK, JOGHURT, KÖRNIGER FRISCHKÄSE, HANF- UND CHIASAMEN, EIER, MILCH, FLEISCH, FISCH) AUF DEM PLAN?

Sind es nur die Milch im Kaffee und das Fleisch im panierten Schnitzel? Das sollten Sie überdenken. Zu jeder Mahlzeit darf es Eiweiß in verschiedenen Variationen geben, eine kleine Auswahl habe ich Ihnen eben geliefert. Können Sie sich mit keiner der obigen Eiweißquellen wirklich anfreunden, nutzen Sie in dem Fall Eiweißshakes mit wenig Kohlenhydraten. Eiweiß wird zwingend zum Zellaufbau und als Speedboot für den Fetttransport benötigt.

WIE OFT ESSEN SIE ROHE UNGESÄTTIGTE UND GESÄTTIGTE FETTE? (LEINÖL, HANFÖL, OLIVENÖL, RAPSÖL, KOKOSÖL, HANFSAMEN, CHIASAMEN, LEINSAMEN)

Diese Fette brauchen Ihre Zellen sehr dringend für die Geschmeidigkeit der Zellwände. Der Stoffwechsel benötigt die essentiellen Fettsäuren der wertvollen nativen Öle und auch die gesättigten Fettsäuren etwa der Kokosnuss zum perfekten Funktionieren. Essen Sie sehr wenig Fett, nehmen Sie sich etwas Zeit, um zu überlegen, wo Sie es unterbringen können. Zum Ausgleich der zugeführten Energie, Fett ist schließlich ein Kalorienkraftpaket, sparen Sie bei Zucker und Konsorten ein. Ich bin der Überzeugung, dass etliche Krankheiten von einem Fettmangel herrühren. Denken Sie eventuell über eine Omega-3-Substitution nach.

*Alle **Transfette**, die nicht natürlich sind (Frittiertes, Gebratenes, Chips, Fertiggerichte & Co) sollten Sie unbedingt weglassen, da diese Fette die Hitliste der **Dick- und Krankmacher** anführen!*

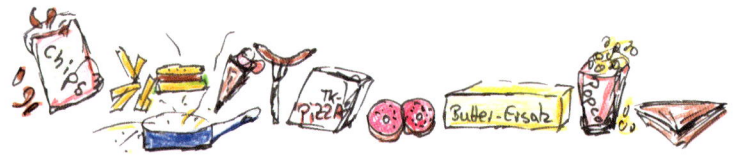

*Sie können diese Fette auf der Zutatenliste eines verpackten Lebensmittels ent-
tarnen, wenn Sie darin gehärtete oder teilgehärtete Fette entdecken. Lassen Sie
diese Ware nicht in Ihren Einkaufskorb wandern. Dicht gefolgt werden diese
Monsterfette von Zucker und weißen Mehlen.*

WIE OFT SIND VOLLKORNPRODUKTE (VOLLKORNBROT,
VOLLKORNMEHL) IN IHREN 3 PROTOKOLLIERTEN TAGEN
DABEIGEWESEN?

....

*Brot, Pasta und Reis sollten zum Großteil in der Vollkornvariante, Nüsse und
Saaten eingeschlossen, auf dem Speiseplan stehen.*

SIND SIE ZUFRIEDEN MIT IHREN ERNÄHRUNGSGEWOHNHEITEN ODER
SEHEN SIE VERBESSERUNGSBEDARF? WENN JA, WAS WÜRDEN SIE
IHRER GESUNDHEIT UND DER FIGUR ZULIEBE ÄNDERN? WIE VIEL IST
ES IHNEN WERT, ETWAS ZU ÄNDERN? ODER BLEIBT ES BEI DEN GUTEN
VORSÄTZEN?

....
....
....
....
....

Energiedichte
Für Energiesparfüchse und Kalorienliebhaber

Je wasserreicher ein Lebensmittel ist, desto geringer ist seine Energiedichte (Kaloriendichte). Anhand der Energiedichte eines Lebensmittels
können Sie blitzschnell erkennen, wie energiegeladen es ist und ob es für
das Erreichen Ihrer Wunschfigur passt oder nicht.

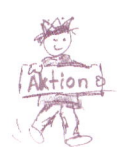

Berechnung der Energiedichte

Die Energiedichte gibt die Kalorien für 1 g eines Lebensmittels an.
Kaloriengehalt eines Lebensmittels : durch sein Gewicht

Die Kalorienangaben in Tabellen und auf Etiketten beziehen sich auf 100 g
des Nahrungsmittels. Das macht die Rechnerei leicht.

› 100 g Gurke haben 12 kcal. 12 : 100 = **0,12 Kaloriendichte**

› 50 g Gurke haben 6 kcal.   6 : 50 = **0,12 Kaloriendichte**

› 100 g Nuss-Nougat-Creme/520 kcal. 520 : 100 = **5, 2 Energiedichte**

› 100 g halbbittere Schokolade/530 kcal. 530 : 100 = **5,3 Energiedichte**

› 100 g Mettwurst/296 kcal. 296 :100 = **2,96 Energiedichte**

› 100 g gekochter Schinken/125 kcal. 125 : 100 = **1,25 Energiedichte**

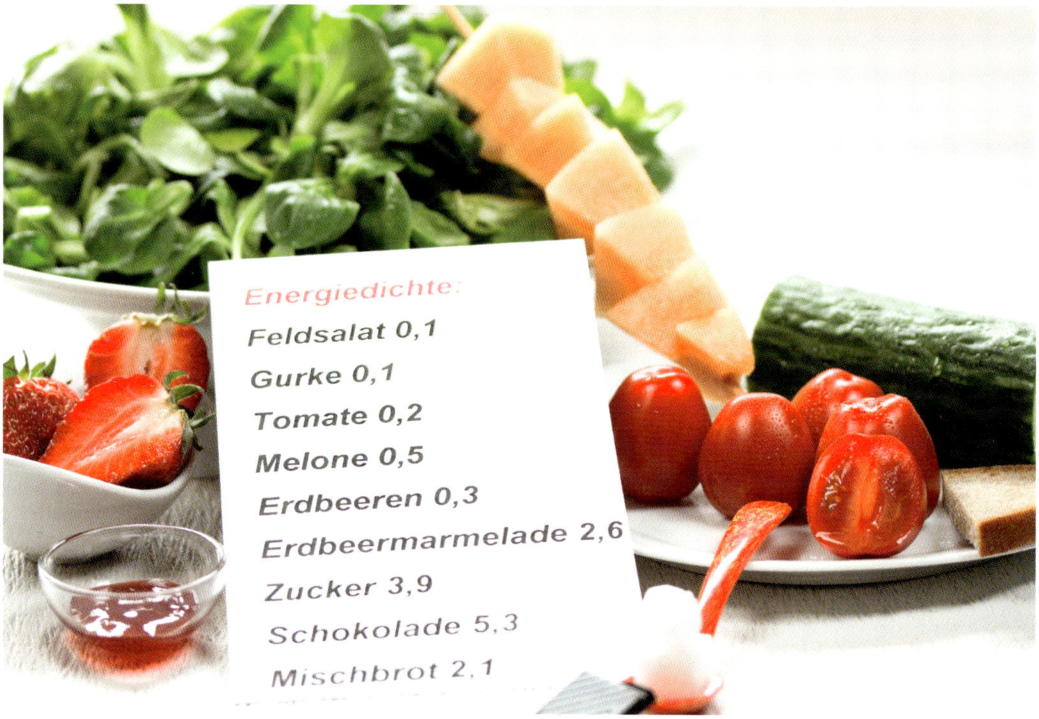

Energiedichte:

Feldsalat 0,1
Gurke 0,1
Tomate 0,2
Melone 0,5
Erdbeeren 0,3
Erdbeermarmelade 2,6
Zucker 3,9
Schokolade 5,3
Mischbrot 2,1

Das sind jeweils rund 15 kcal

Es gibt Tabellen mit Angaben der Energiedichte von Lebensmitteln. Sie können den jeweiligen Wert aber ebenso schnell selbst im Kopf überschlagen. Tabellen hat man im Allgemeinen nicht immer zur Hand. Die Kalorien finden Sie aber auf jedem Etikett der Lebensmittelverpackungen.

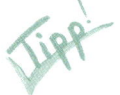

Die durchschnittliche Kaloriendichte sollte im Tagesdurchschnitt nicht über 1,5 liegen. Je niedriger sie ist, desto besser ist es für die Figur.

Fette haben eine hohe Energiedichte, sind aber, wie besprochen, unentbehrlich für unseren gesunden, schlanken Körper! Gleichen Sie die Fettzufuhr durch Lebensmittel mit geringerer Energiedichte aus, und schon passt der Durchschnitt wieder.

Biorhythmus

Die meisten Hormone werden zu bestimmten Zeiten oder in bestimmten Situationen ausgeschüttet. Sie schwimmen nicht gleichmäßig über den Tag verteilt im Körper herum. Der zentrale Taktgeber und Dirigent unseres Biorhythmus' sitzt im Gehirn: der Hypothalamus. Wie wir schon festgestellt haben, sollte er nicht in Hektik verfallen. Hormone sorgen unter anderem auch für Hunger und Sättigung im Körper. Das Tageslicht ist der wichtigste äußere Impulsgeber für den Rhythmus, aber auch unsere Essenszeiten beeinflussen ihn.

Eine über den ganzen Tag verteilte Energieaufnahme ist für den Körper fast genauso ungünstig wie eine schlechte Nährstoffzusammensetzung der Speisen.

Durch die stete Insulinausschüttung, die der Nahrungsaufnahme unweigerlich folgt, werden die natürlichen, vom Tag-Nacht-Rhythmus abhängigen Stoffwechselvorgänge behindert. Kurz nach dem Essen lagert der Körper Fett ein und beginnt erst einige Zeit später, dieses zu verbrennen ... wenn er dazu kommt und nicht ständig mit neuem Essen belästigt wird.

4–5 Stunden Pause zwischen den Mahlzeiten/Snacks wirken Wunder für die „Verbrennungsleistung" und die gesamte Stoffwechselaktivität.

WELCHE PAUSE HABEN SIE SCHON AUSPROBIERT?

....

Die kleinste Pause bereichert bestimmt schon Ihr Leben, oder?

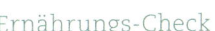

VITALITÄT DURCH FASTEN

Eine Erlebnisreise für Körper, Geist und Seele

Wer stark, gesund und jung bleiben will, sei mäßig, übe den Körper, atme reine Luft und heile sein Weh eher durch Fasten als durch Medikamente.

(Hippokrates)

Heilfasten ist eine Rundum-Kur zum Wohlfühlen und Ballastabwerfen und um eingefahrene Gleise zu verlassen und Weichen neu zu stellen. Der Körper darf in den Verdauungs-Sparmodus schalten und seine ganze Kraft der Regeneration widmen. Leere Akkus werden wieder aufgeladen, die Widerstandskräfte gestärkt und Sie fühlen sich anschließend wie einem Jungbrunnen entstiegen.

„Eine Woche nichts essen? Niemals! Dann kriege ich doch Mangelerscheinungen", ruft der besorgte Hobbyarzt in Ihnen? Nein, keine Sorge, das passiert nicht. In dieser kurzen Etappe gehen Ihrem Körper die Reserven nicht aus. So viel hat er immer auf Lager. An Energie (gebunkert in den Fettpölsterchen) und auch an allen anderen Nährstoffen. Es sei denn, Sie hätten sich in der Zeit davor „grottenschlecht" ernährt. Aber das glaube ich nicht, denn dann würden wir uns an dieser Stelle nicht treffen. Sie achten auf sich.

Es tut den Zellen gut, zwischendurch die Speicher zu plündern und Frühjahrsputz zu machen. Nach der Fastenzeit werden Sie alle Nährstoffe wieder gewissenhaft zuführen, sodass Ihr Körper seine Speicher wieder mit frischen Vorräten bestücken kann. Wahrscheinlich werden das alle außer den Fettdepots sein.

Abnehmen ist nicht das Ziel des Heilfastens, aber ein gern gesehener Effekt.

Warum ist es sinnvoll zu fasten?

Durch einen gestressten Lebensstil und ungesunde Lebensgewohnheiten wie Rauchen, Alkohol und Bewegungsmangel gerät der Körper aus dem Gleichgewicht. Kommt ein ungünstiger Ernährungsstil dazu, bringt es ihn vollends durcheinander. Im Laufe der Zeit melden sich immer mehr Zipperlein. Sie werden müde, schlapp und unbeweglich, haben Schmerzen …

Hand aufs Herz – an manchen Tagen ist doch auch Ihr Essen nicht optimal, oder? Im täglichen Tohuwabohu bleibt keine Zeit für gemütliches Kochen und Essen. Ein Großteil der schnellen Auswahl besteht dann aus Junk-Food: Pommes, Chips, Süßwaren, Schokolade, Kuchen, Kekse, Brot, Brötchen, Weißbrot, Tiefkühl-Pizza, Softdrinks … Junk-Food ist Essen, das außer „leeren" Kohlenhydraten und Transfetten wenig bis keine Vitalstoffe enthält. Es ist überall und ständig verfügbar und wird gern pausenlos sowie verschwenderisch konsumiert. Wir füllen mit diesen Kleinigkeiten auch gern die Zeit zwischen den Mahlzeiten aus. Dieser Überfluss-Ernährungsstil bringt uns, neben den ungeliebten Speckröllchen, sogar noch das metabolische Syndrom ein. Das ist doch ein unheiliger Deal, finde ich. Dagegen helfen Esspausen und Heilfastenkuren, und der Körper erholt sich relativ schnell. Wenn Sie im Anschluss an das Fasten in die Esspausen übergehen und Ihre Ernährung umstellen, hält das Wohlfühlergebnis aus der Fastenzeit noch lange an. Eine Fastenwoche ist der optimale Ausgangspunkt, um seine Ernährungsgewohnheiten zu ändern.

Es tut gut, einfach mal zur Ruhe zu kommen, in **Eigenverantwortung** das Leben in die Hand zu nehmen und die Gesundheit selbstständig zu verbessern. Endlich ist Zeit zum Regenerieren. Der Körper nutzt diese Zeit zum Aufschließen der überfüllten, energiegeladenen Fettzellen und zu intensiver Heilarbeit, zu der er sonst nicht kommt. Das ist viel Arbeit für den Körper, bringt ihm aber auch Erleichterung. Sogar die Psyche profitiert beim Fasten, da gleichzeitig das Dachstübchen entrümpelt wird. Sie können komplett regenerieren. Ganz wichtige Aspekte, um die volle Heilwirkung zu erfahren, sind Entspannung als auch moderate Bewegung. Für beides sollten Sie reichlich Zeit einplanen.

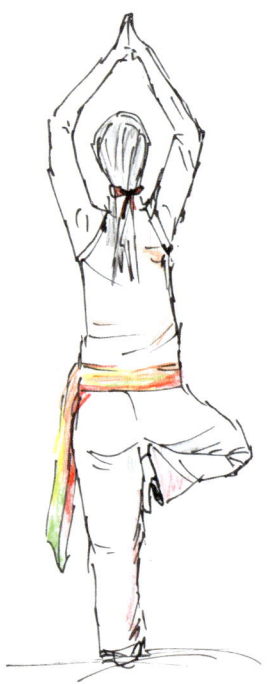

Fastenvariationen

Es gibt viele Spielarten des Fastens. Sie können mit Säften fasten, mit Molke, Körnern, Hafer- und Reisschleim, Kräutern, Obst oder Gemüse. Meistens greifen die Medien das Fastenthema in Frühjahr und Herbst auf, denn das sind die traditionellen Fastenzeiten.

Sie können allein zu Hause fasten, mit dem Partner, mit Freunden, im Urlaub, in einer Klinik, hinter Klostermauern, gemeinsam mit einer Fastengruppe, sich einer Fastenwandergruppe anschließen, an Volkshochschulkursen teilnehmen oder sich während dieser Tage in einem Wellnesshotel verwöhnen lassen. Ganz gleich, wofür Sie sich entscheiden – ganz wichtig ist es, das Leben zu entschleunigen und Entspannungs- und Rückzugsphasen einzuplanen, damit Sie aus dieser Zeit den größtmöglichen Nutzen ziehen können. Sie planen schließlich keine Hunger-, sondern eine Fastenkur.

Klären Sie gesundheitliche Bedenken mit Ihrem Arzt oder Heilpraktiker ab.

Bei mir lernen Sie eine Variante des traditionellen Heilfastens kennen und schätzen. Ich selbst faste einmal jährlich nach dieser Methode. Sie regeneriert Körper und Geist am besten, da auf jegliche Zusätze wie Säfte und feste Nahrung verzichtet wird.

Heilfasten

Mit Heilfastenkuren lassen sich bei etlichen gesundheitlichen Problemen Verbesserungen erreichen:

› Bluthochdruck
› Erhöhte Blutfettwerte
› Chronisch-entzündliche Erkrankungen
› Herz-Kreislauf-Erkrankungen
› Chronische Schmerzen
› Allergien und Unverträglichkeiten
› Stoffwechselerkrankungen
› Migräne
› Chronische Obstipation
› Burn-out
› Hauterkrankungen

Heilfasten ist eine ideale Möglichkeit, das Gehirn wieder ketolysefähig zu machen und es im Laufe dieser kohlenhydratkargen Tage von der „Zuckersucht" zu befreien. Es übt auch darin, den emotionalen Hunger besser kennen und beherrschen zu lernen.

Kontraindikationen sind dieselben wie beim Kurzzeitfasten.

Wussten Sie, dass der Körper rund 2.000 Kalorien in Form von Kohlenhydraten speichern kann? Im Gegensatz dazu hält er aber 100.000 und mehr Kalorien in Form von Fett vorrätig. Nutzen Sie diese Energie, statt weiter Vorratshaltung zu betreiben.

Die Heilfastenzeit unterteilt sich in 3 Phasen:

1. Drei Königstage gegen alte Gewohnheiten
2. 4–5 Fastentage mit Wasser- und Teetrinken,
   gründlicher Darmreinigung und vielen Entspannungs-
   und Aktivmomenten
3. Fastenbrechen und Aufbauzeit

Was tun, wenn es kriselt?

Fastenkrisen sind meistens ein Zeichen dafür, dass der Körper stark mit Ausscheidungsproblemen, Giften und seiner „Zuckersucht" zu kämpfen hat. Er aktiviert seine Selbstheilungskräfte.

Es tauchen Symptome auf, die wir vorher immer mit einem zuckrigen Snack beseitigt haben. **Diese vorübergehenden Symptome können durchaus Entzugscharakter haben:**
› Müdigkeit, ständiges Gähnen, Schwäche
› Leichte Kopfschmerzen, Schwindel, Zittern, Gereiztheit
› Heißhunger auf alles Süße und Essbare
› Blutdruckschwankungen, Herzklopfen, kalter Schweiß

Das ist beim ersten Fastenerlebnis nicht ganz einfach durchzustehen. Aber bieten Sie jemandem, der das Rauchen gerade aufgibt und mit den Entzugssymptomen kämpft, eine Zigarette an?

Wenn es Ihnen während des Fastens nicht gut geht, hilft oft: Ruhe bewahren und reichlich trinken. Am besten lauwarmes Wasser.

Bessern sich die obigen Symptome nicht:
› Dann lassen Sie einen Teelöffel Kokosfett im Mund zergehen. Noch nicht besser?
› Dann schlürfen Sie einen Tee, in dem Sie einen Teelöffel Honig aufgelöst haben.
› Eine Tasse Kräuterbrühe kann auch helfen.

Sollte die Krise nicht einzudämmen sein, brechen Sie das Fasten ab und fragen Sie Ihren Arzt oder Heilpraktiker um Rat.

Starten Sie in einigen Wochen einen zweiten Versuch und schließen Sie sich dafür eventuell einer Fastengruppe an. Erfahrungsgemäß fühlen Sie sich dann wohler und genießen die Fastenwoche in vollen Zügen. Lassen Sie sich das Fastenerlebnis nicht entgehen.

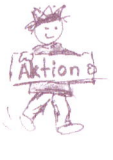

WANN HABEN SIE ZEIT FÜR EINE FASTENWOCHE?

Wann können Sie sich vom Alltagsgeschehen etwas lösen und haben Zeit, das Fasten zu testen?

....

Welche Fastenform spricht Sie am meisten an?

....

Welche Esspausen planen Sie? Welche praktizieren Sie schon?

....

....

Meine beste Ausrede, um keine Esspausen oder eine Fastenwoche einzulegen oder sie auf irgendwann, „wenn ich Zeit habe", zu verschieben:

....

Ist das wirklich so?

Gut zu wissen:

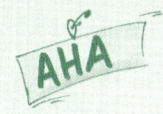

Isolierte Kohlenhydrate, wie Zucker und Weißmehl, wirken wie eine Vollbremsung auf den Fettabbau.

Wenn Sie Gewicht reduzieren wollen, achten Sie bitte auf eine bewusste Ernährung, in der Zucker, weiße Mehle und Fertigprodukte nur in sehr geringen Mengen verzehrt werden.

Sie können die positiven Effekte der Essenspausen damit noch um ein Vielfaches verstärken.

Die Bereitschaft, Leid zu ertragen, ist verbreiteter als die Fähigkeit, das Übel zu beseitigen.

(Reinhard Sprenger)

DIE FASTENWOCHE IM ALLTAG

3 Entlastungstage

Sie starten mit 3 Entlastungstagen, in denen Sie Ihren Körper auf die Fastenzeit vorbereiten. Ich bin dabei und leiste Ihnen Gesellschaft.

In diesen Tagen sollten wir uns schon etwas vom Alltagstrubel zurückziehen und zur Ruhe kommen. Aktiv sein und entspannen – beides brauchen wir zu gleichen Teilen. Freuen Sie sich auf die kommenden Tage wie auf einen Urlaub, auch wenn Sie zu Hause im Alltagsgeschehen bleiben. Vielleicht planen Sie ein, zwei Verwöhn-Highlights ein: eine Massage, Gesichtspflege, eine Wanderung oder Yogastunden? Wählen Sie etwas Schönes, das Sie schon lange gern verwirklichen wollten und noch nicht getan haben.

Die „Drei Königstage" bestimmen unseren Speiseplan in der ersten Phase. Dafür blättern Sie zurück zu Seite 64, wenn Sie nicht mehr wissen, wie es geht.

Diese 3 Tage sollten Sie unbedingt nutzen und nicht gleich drauflosfasten, damit der Körper sich schon an die kohlenhydratfreie Zeit gewöhnen kann. Als ich vor 30 Jahren das erste Mal fasten wollte, habe ich kurz entschlossen von einem Tag auf den anderen nichts mehr gegessen, nichts geändert und wenig getrunken. Nach 2 Tagen habe ich abgebrochen und das Fasten verflucht, da es mir nicht gut ging. Ich hatte mich weder vorbereitet noch den Sinn des Fastens verstanden. Das zweite Mal habe ich es besser gemacht und die Tage waren wunderbar. Seitdem faste ich sehr gern einmal im Jahr.

4–5 Fastentage

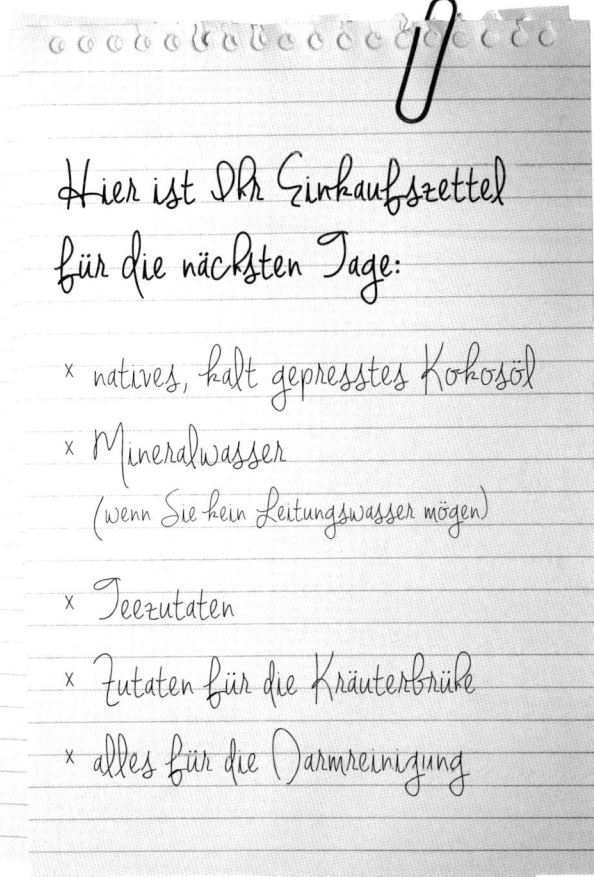

Hier ist Ihr Einkaufszettel
für die nächsten Tage:

x natives, kalt gepresstes Kokosöl

x Mineralwasser
(wenn Sie kein Leitungswasser mögen)

x Teezutaten

x Zutaten für die Kräuterbrühe

x alles für die Darmreinigung

Die 5 Tage laufen im Prinzip gleich ab, was das Fasten betrifft. Ihre wichtigsten Begleiter sind Wasser, Tee, Ruhe und Bewegung. Die Ruhe dient zur Pflege der Seele und auch als Zeit, um die alten Ernährungsgewohnheiten zu reflektieren. Bewegung verhindert den Abbau von Muskelmasse und unterstützt den Stoffwechsel.

Meine Empfehlungen zum Tagesablauf:

› Nach ausreichendem Nachtschlaf bringen Sie den Körper schon im Bett durch gründliches Recken und Strecken in Bewegung.

› Stehen Sie auf und trinken Sie erst einmal ein großes Glas warmes Wasser.

› 20 Minuten intensives Ölziehen, Zähneputzen, Zungereinigen.

› Es folgt moderate Bewegung, beispielsweise Trampolinschwingen, Treppensteigen oder Spazierengehen, um den Kreislauf in Schwung zu bringen. Bewegung ist effektiver als Kaffee. Wer auf seinen Morgenkaffee nicht verzichten will, genießt ihn in nach der kleinen Bewegungseinheit.

› Balsam für die Seele: mehrmals täglich für ein paar Minuten Ruhe-Inseln suchen, in denen Sie nur für sich da sind, vielleicht bei einer wärmenden Tasse Tee auf Ihrem Lieblingsplatz. Eine warme Auflage (Wärmflasche oder Körnerkissen), auf dem Leberbereich platziert, wirkt kreislaufstärkend. Ihre Entgiftungshauptstation Leber bedankt sich mit einem wohligen, entspannten Gefühl. Die Entspannung hilft besser gegen Stress als Knabbern und Naschen.

› Wassertrinken nicht vergessen!

› Spazierengehen, Yoga, Walken, Schwimmen, Radfahren oder anderes sanftes Ausdauertraining in den Tagesablauf einbringen. Bewegung unterstützt jeden Stoffwechselprozess auf das Intensivste. Zugleich erleben Sie dabei beziehungsweise danach die herrlichsten Entspannungsmomente.

› Am 1., 3. und 5. Tag ist eine gründliche Darmreinigung unabdingbar. Sie mildert den Hunger, fördert die Stärkung des Immunsystems und gibt hinterher ein gutes Bauchgefühl.

› Über den Tag verteilt lassen Sie drei- bis fünfmal einen Teelöffel Kokosfett im Mund zergehen oder lösen es in heißem Tee auf.

› Bei Appetit auf etwas Deftiges genießen Sie schlürfend und kauend eine Kräuterbrühe.

Es ist nicht genug, zu wissen, man muss es auch anwenden. Es ist nicht genug, zu wollen, man muss es auch tun.

(Goethe)

Wichtige Tipps zum Fasten

AHA

Wasser: das Lebenselixier

Dem Wassertrinken kommt immer eine große Bedeutung zu, besonders aber während des Fastens. Sie haben Ihren Flüssigkeitsbedarf schon errechnet. Da beim Fasten keine feste Nahrung gegessen wird, die einen gewissen Anteil Flüssigkeit hätte, trinken Sie in diesen besonderen Tagen bitte rund einen Liter mehr am Tag. Sie kennen ja auch den Geheimtipp der Urinbetrachtung. Der Körper braucht das Wasser noch mehr als sonst, da er fleißig regenerieren und Überflüssiges ausscheiden möchte. Wenn Sie Lust auf einen anderen Geschmack haben, genießen Sie zusätzlich eine herrlich duftende Tasse Tee oder Gurkenwasser.

Tee: der Seelenschmeichler

Verwöhnen Sie sich mit einem frisch gebrühten Tee. Sie können sich diesen Tee selbst zusammenstellen oder eine fertige Teemischung kaufen. Wer frische Zutaten zur Verfügung hat, nutzt natürlich diesen Schatz.

So wirkt die Pflanzenkraft:
› Rosmarin, grüner Tee, Matcha, Mate, Ingwer, Pfeffer – bringen Sie in Schwung.

› Melisse, Lindenblüten, Frauenmantel, Hopfen, Ringelblüte, Thymian – sind ausgleichend und beruhigend.
› Löwenzahn, Birkenblätter, Pfefferminze, Schachtelhalm, Wacholder, Ingwer, Thymian, Kurkuma – wirken entgiftend und regulierend.
› Kamille, Fenchel, Nelke, Ingwer, Kurkuma, Pfefferminze, Melisse, Zimt, Thymian – schmeicheln Magen und Darm.

Zubereitung: *3 TL der gewählten Teemischung mit ½ Liter kochendem Wasser aufbrühen und 10 Minuten ziehen lassen, abseihen, genießen.*
Ausnahmen bilden grüner Tee und Matcha: *Diese bitte nur mit 60–70° C heißem Wasser übergießen und 2–4 Minuten ziehen lassen beziehungsweise das Matchapulver in Wasser verschlagen.*

Kokosöl: der Tausendsassa

Dieses wertvolle natürliche Fett unterstützt Sie während der Fastentage. Es fördert die sogenannte Ketolyse-Fähigkeit (Nutzung der körpereigenen Fettreserven) des Stoffwechsels. Es schmeckt leicht nach Kokos und schmilzt zart auf der Zunge. Seine wertvollen Inhaltsstoffe lassen Ihre Körperzellen ein rauschendes Fest feiern.

Ölziehen: Gesundheits-Rundum-Pflege

Diese intensive Pflege des Mundraums gehört unbedingt zur Fastenzeit dazu. Sie werden sich in diesen Tagen so daran gewöhnen, dass Sie Ölziehen nicht mehr missen möchten.

Es unterstützt Sie von A–Z: von **A**dipositas (Übergewicht) über Entzündungen, Haut, Immunsystem, Kopfschmerzen, Mundhygiene, Stoffwechselstörungen bis hin zu **Z**ahnstein. Ölziehen wird verschiedenen Traditionen nach mit Sonnenblumen-, Sesam- oder Olivenöl gemacht. Ich empfehle Ihnen Kokosöl nach ayurvedischer Lehre. Es bietet ein angenehmeres Mundgefühl und ist meiner jahrelangen Erfahrung nach effektiver als andere Öle. Aber probieren Sie selbst aus, was Ihnen am besten gefällt. Ölziehen wird täglich am Morgen praktiziert.

Und so geht's: *1 gehäuften Teelöffel Kokosöl 10–20 Minuten durch die Zähne ziehen, spülen, kauen und schlürfen. Das Fett emulgiert mit zahlreichen unerwünschten Stoffen, die sich im Speichel tummeln. Anschließend das Öl ausspucken! Den Mund gründlich mit warmen Wasser spülen, die Zunge abschaben, mit Zahnseide die Zahnzwischenräume bearbeiten und sorgfältig Zähne putzen. Ein auffallender Nebeneffekt sind weißere Zähne. Das ist besser und billiger als jedes Bleaching. Allein für das strahlende Lächeln lohnt sich der Zeitaufwand.*

Darmreinigung: Hausputz für den Darm

Von Darmreinigung haben Sie bestimmt schon gehört oder es vielleicht sogar bereits im Rahmen einer Darmspiegelung vorgenommen. Es hört sich schlimm an, ist es aber nicht. Die Darmreinigung gehört in den geschätzten Bereich der Naturheilkunde. Der Darm wird gründlich entleert und dadurch für die Fastenzeit entlastet. Ein wichtiger Nebeneffekt: Eventuell auftretende Hungergefühle verschwinden während des Fastens.

Es gibt verschiedene Methoden, mit denen Sie eine Darmreinigung durchführen können.

Einlauf: Die traditionelle und älteste Methode ist es, den Darm direkt mit Wasser zu spülen. Sie brauchen dafür einen *Irrigator* mit Einlaufhilfe, Klistierball oder -spritze, um rund 1 Liter warmes Wasser in den Darm zu befördern. Am angenehmsten ist es, den Einlauf auf der linken Seite liegend durchzuführen. Wenn wir uns von dem Tabu, das um den Darm herrscht, lösen können, ist der Einlauf gar nicht schlimm. Wem der große Einlauf zu umständlich ist, kann sich auch kleine *Einmalklistiere* aus der Apotheke besorgen. Diese sind allerdings weniger effektiv als die anderen

Methoden. Ein Einlauf ist auf jeden Fall angenehmer und auch magen-schonender als die Methode mit Glaubersalz.

Glaubern: Der ganze Darm wird über das stark abführende Glaubersalz sehr effektiv gereinigt. Hierfür lösen Sie 30 g Glauber- oder anderes Bittersalz in ½ Liter Wasser auf, geben den Saft einer ½ Zitrone und ½ Grapefruit dazu und trinken es in kleinen Schlucken. Etwas Pfefferminztee oder ½ Grapefruit vertreiben, hinterher getrunken, den bitteren Nachgeschmack. Anschließend trinken Sie noch 1 Liter Wasser über die nächste Stunde verteilt. Glaubern kann Magen-Darm-Kneifen und Übelkeit verursachen.

Glaubersalz dürfen Sie nicht bei entzündlichen Darmerkrankungen, unklaren Bauchbeschwerden und Elektrolytstörungen anwenden.

Sauerkrautsaft: Wer eine florierende Verdauung hat, dem reicht vielleicht schon ein morgendliches Glas Sauerkrautsaft zum Abführen aus, das sind 200 ml Saft jeden Morgen.

Welche Methode Sie auch anwenden, bleiben Sie die nächsten 2–3 Stunden unbedingt in Toilettennähe. Es kann zu explosionsartigen Entleerungen kommen.

Nach der Fastenkur essen Sie möglichst täglich Naturjoghurt, um den Darm gesund zu erhalten. Ich empfehle Ihnen auch, kurmäßig ein probiotisches Mittel (Darmbakterienkulturen) einzunehmen, um die Darmflora zu stärken. Eine gesunde Darmbakterien-Besiedlung ist für ein starkes Immunsystem, eine ausgeglichene Psyche und auch zum erfolgreichen Abnehmen immens wichtig.

Sie können Ihre kleinen Mitbewohner, die Darmbakterien, auch durch eine ausgewogene Ernährung ohne Zusatzstoffe und mit inulinreichem Essen stärken. Eine große Portion Inulin steckt in Topinambur, Zwiebeln,

Porree, Knoblauch, Chicorée, Artischocken, Pastinaken, Schwarzwurzeln, Flohsamen, Bananen und Pilzen.

Hautpflege: Wellness pur

Tägliche Streicheleinheiten mit einer Körperbürste sind der Hit für Ihre Haut und eine sehr gute Kreislaufanregung am frühen Morgen. Ich verwende am liebsten eine „Klosterbürste" für diese Trockenbürstung. Feine Borsten mit einer Kupferlegierung und Rosshaarborsten sorgen für eine unvergleichlich vitalisierende und durchblutungsfördernde Massage. Danach duschen, mit Kokosöl einölen – und der Tag kann kommen.

Leberwickel: der Stoffwechsel-Turbo

Der wärmende Leberwickel ist ein wertvoller Tipp aus dem Schatzkästchen der Naturheilkunde. Sie können immer wieder zwischendurch, wenn Sie ruhen, ein warmes Körnerkissen oder eine Wärmeflasche auf der Leber platzieren. Die Leber hat viel Arbeit während der Fastenzeit und dankt Ihnen die wärmende Hilfestellung mit Wohlgefühl und einer besonders guten Entgiftungsleistung.

Noch effektiver ist ein feuchter Leberwickel. Dafür feuchten Sie ein kleines Handtuch mit heißem Wasser an und legen es unter der rechten Brust zum unteren Rippenbogen hin auf die Haut. Darauf platzieren Sie eine heiße Wärmeflasche oder ein heißes Körnerkissen, decken alles mit einem trockenen Handtuch ab und kuscheln sich in eine Decke, bis der Wickel abgekühlt ist. Planen Sie 30 Minuten Ruhe ein. Sehr gute Zeiten für die Leberpflege sind zwischen 12 und 14 Uhr und abends vor dem Zubettgehen.

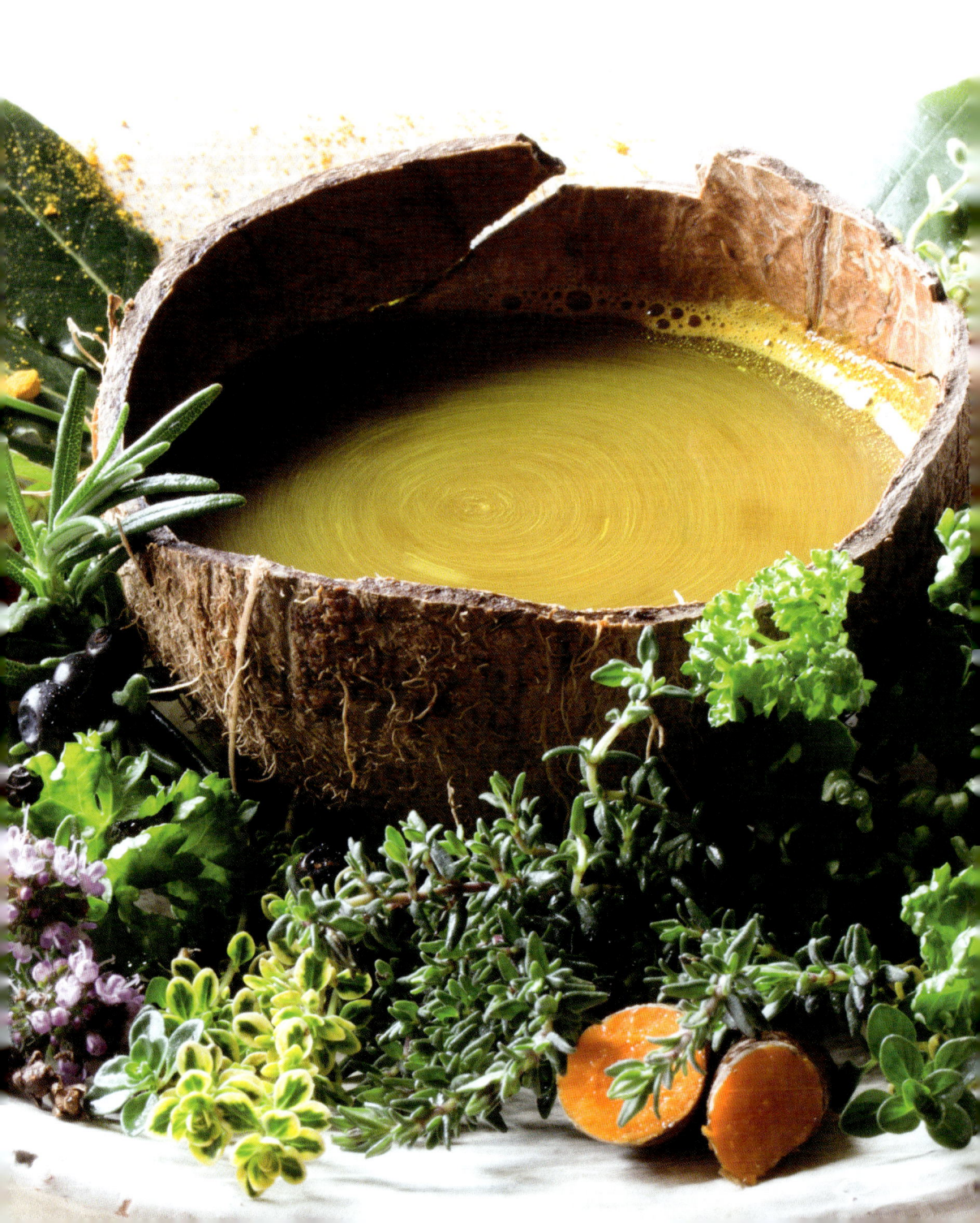

Duftende Fasten-Kräuterbrühe

Die heiße Kräuterbrühe ist eine Wohltat zwischendurch. Sie verwöhnt den Körper mit Bitterstoffen, wertvollem Fett und unterstützt so bestens die Regeneration.

Zutaten:

› 1–2 Bund frische Kräuter, bunt gemischt und welche Sie frisch bekommen: Petersilie, Thymian, Rosmarin, Majoran, Schnittlauch, Giersch, Basilikum, Liebstöckel
› ½ Teelöffel Pfefferkörner
› 5 Wacholderbeeren
› 1 Lorbeerblatt
› 1 Nelke
› 1 Knoblauchzehe
› 1 Stück (ca. 3 cm) Ingwer
› 1–2 TL Bio-Kurkumapulver oder eine frische Kurkumawurzel
› 1 gehäufter TL Kokosöl oder 2 EL Olivenöl
› ¾ l Wasser

So geht's:

1 Alle Zutaten in kaltes Wasser legen, aufkochen und 30 Minuten ziehen lassen, abseihen und genießen.

Körpergeruch

„Wer fastet, der stinkt", dieses Gerücht hält sich hartnäckig und einige Fastenwillige vom Fasten ab. Das kann durchaus vorkommen, wenn nicht genug Wasser getrunken wird. Aber das passiert Ihnen nicht, da bin ich mir sicher. Der Körpergeruch ist, sofern wir auch während der Fastenzeit auf die Körperpflege mit Wasser schwören, nicht anders als sonst.

Gegen Mundgeruch wenden Sie die äußerst probaten Mittel Ölziehen und Zungereinigen an. Da kann also auch nichts schiefgehen.

Oft sind es aber nicht nur Mundbakterien, die den üblen Mundgeruch verursachen, sondern kleine, miese Tonsillensteine (Mandelsteine). Sie verstecken sich in den Furchen der Gaumenmandeln. Haben Sie oft einen metallischen Geschmack im Mund und dumpfen Mundgeruch, so könnten die weißen stinkenden Klümpchen Ihr Problem sein. Sie können die Mandelsteine beim HNO-Arzt entfernen lassen oder selbst mit dem Finger auf die Suche nach ihnen gehen. Dazu finden Sie informative Videos auf YouTube, die Sie sich vorher anschauen können.

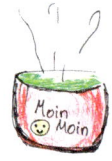

Fastenbrechen und Aufbautage

So, heute Morgen steht das Fastenbrechen auf dem Plan. 5 Tage Fasten sind vorbei und man mag es schon fast bedauern. Am Morgen des Fastenbrechens läuft für uns alles wie während der letzten Tage: Wassertrinken, Ölziehen, ½ Stunde Bewegung, 10 Minuten Entspannung. Es war, wie immer, eine Wohltat und die Tage hatten mehr Entspannungsphasen als der normale Alltag und auch mehr Bewegung. Ich nutze während dieser Tage grundsätzlich die sonstigen Essenszeiten zur Entspannung und Selbsthypnose. Bewusst bewege ich mich mehr, was leider sonst oft etwas zu kurz kommt. Ich überdenke auch die Schwächen, die sich in die Ernährung eingeschlichen haben. Bei mir sind es Brot, das ich liebe, aber von dem ich manchmal zu viel esse, und Kaffee, der an manchen Tagen zu oft neben meiner Computertastatur steht. Ja, es tut gut, in der Fastenzeit eingefahrene Gleise zu erkennen und die Weichen an manchen Abschnitten bewusst neu zu stellen. Sie spüren die Veränderungen, die eingetreten sind, bestimmt auch deutlich, besonders, wenn Sie das erste Mal gefastet haben, oder?

Zum Fastenbrechen:
Heute dürfen Sie wieder etwas essen. Eine Gemüsesuppe ist zum Start in die Nachfastenzeit besser geeignet als ein Stück Obst, das oft empfohlen wird, denn die Suppe ist leichter verdaulich und ein wahres Energiebündel für den ersten Tag nach dem Fasten. Eine weitere kleine Essensportion sollte aus Joghurt oder Quark mit 2 Esslöffeln Hanfsamen und 1 Teelöffel Chia- oder geschroteten Leinsamen bestehen.

Morgen geht's dann weiter mit festerer Nahrung. Aber gemach: Achten Sie bewusst auf kleine und leicht verdauliche Portionen. Ihr Körper muss sich erst wieder an die Verdauung und an die Produktion der Verdauungssäfte gewöhnen. Er braucht dazu mindestens 2 Tage. Eine zu schnelle Überlastung würde einige positive Effekte zerstören. Das wäre, als wenn man aus dem Urlaub sofort wieder kopfüber in den Alltagsstress springt und einen Tag später leider verkünden muss: „Ich fühle mich, als hätte ich nie Urlaub gehabt."

Trinken Sie weiterhin reichlich Wasser und Tee. Gehen Sie bewusst Ihre neuen Ernährungsgewohnheiten an. Sie sind jetzt perfekt darauf vorbereitet, Esspausen einzuhalten und gegebenenfalls bisher zu große Mahlzeitenportionen zu verkleinern. Ihr Magen hat sich daran gewöhnt, nicht übermäßig gedehnt zu werden und sich mit weniger Füllung zufriedenzugeben.

Möhren-cremesuppe

Sonne für die Seele

Zutaten für 1–2 Portionen:
› 2 Möhren
› 1 kleine Süßkartoffel
› 1 kleine Zwiebel
› 1 TL Kokos- oder Olivenöl
› ¼ l Wasser
› Salz, Kurkuma
› Petersilie, Schnittlauch
› 1 TL geschälte Hanfsamen

So geht's:

1 Gemüse putzen und zerkleinern.

2 Gemüsewürfel in Kokosfett andünsten, mit Wasser aufgießen und ca. 10 Minuten garen.

3 Kräuter und Hanfsamen zufügen.

4 Mit Salz und Kurkuma abschmecken. Alles pürieren.

5 Wer mag, gibt noch einen Klecks Schmand oder Sahne dazu. Guten Appetit!

Tipp

Schmeckt nicht nur nach den Fastentagen!

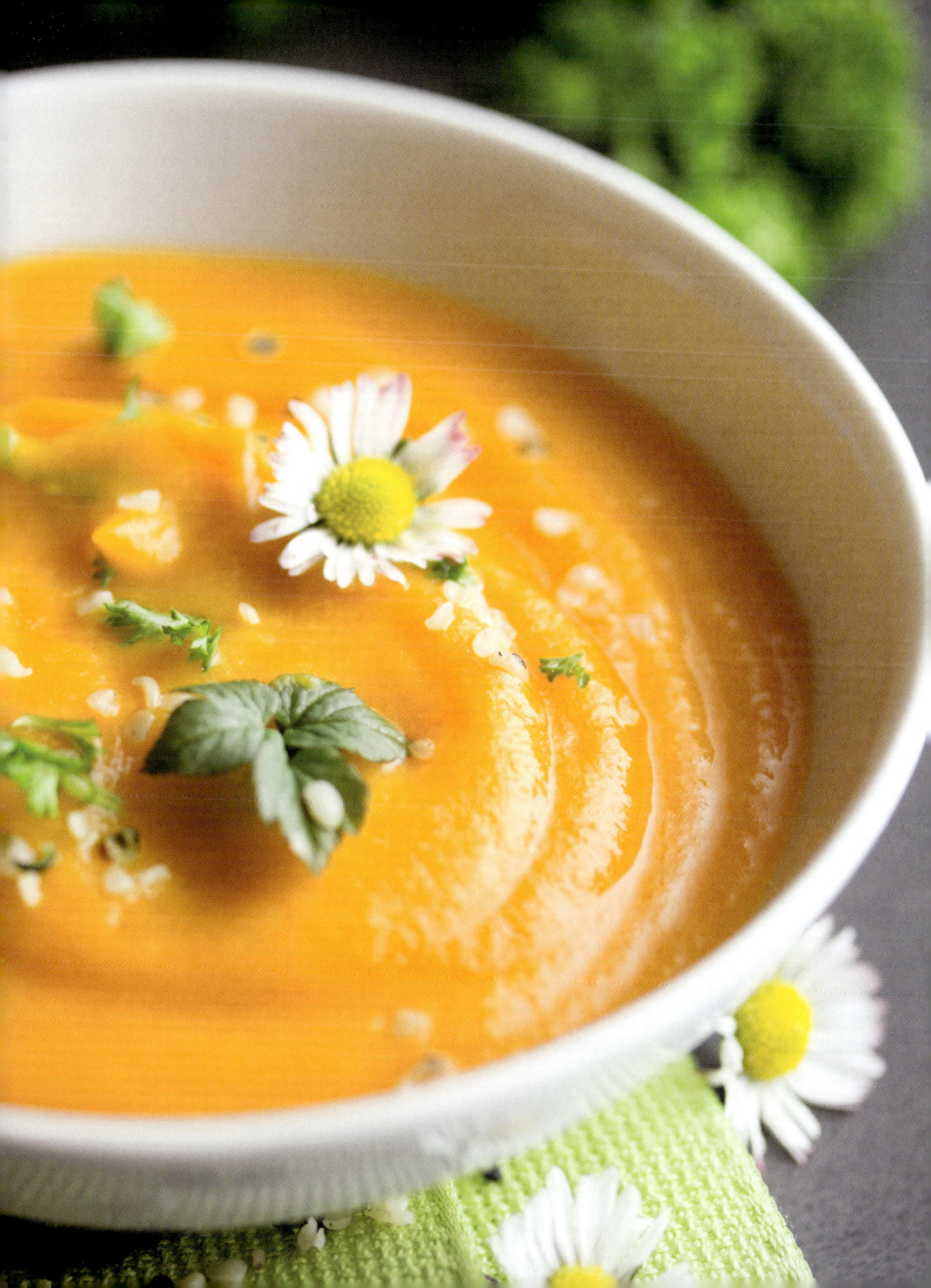

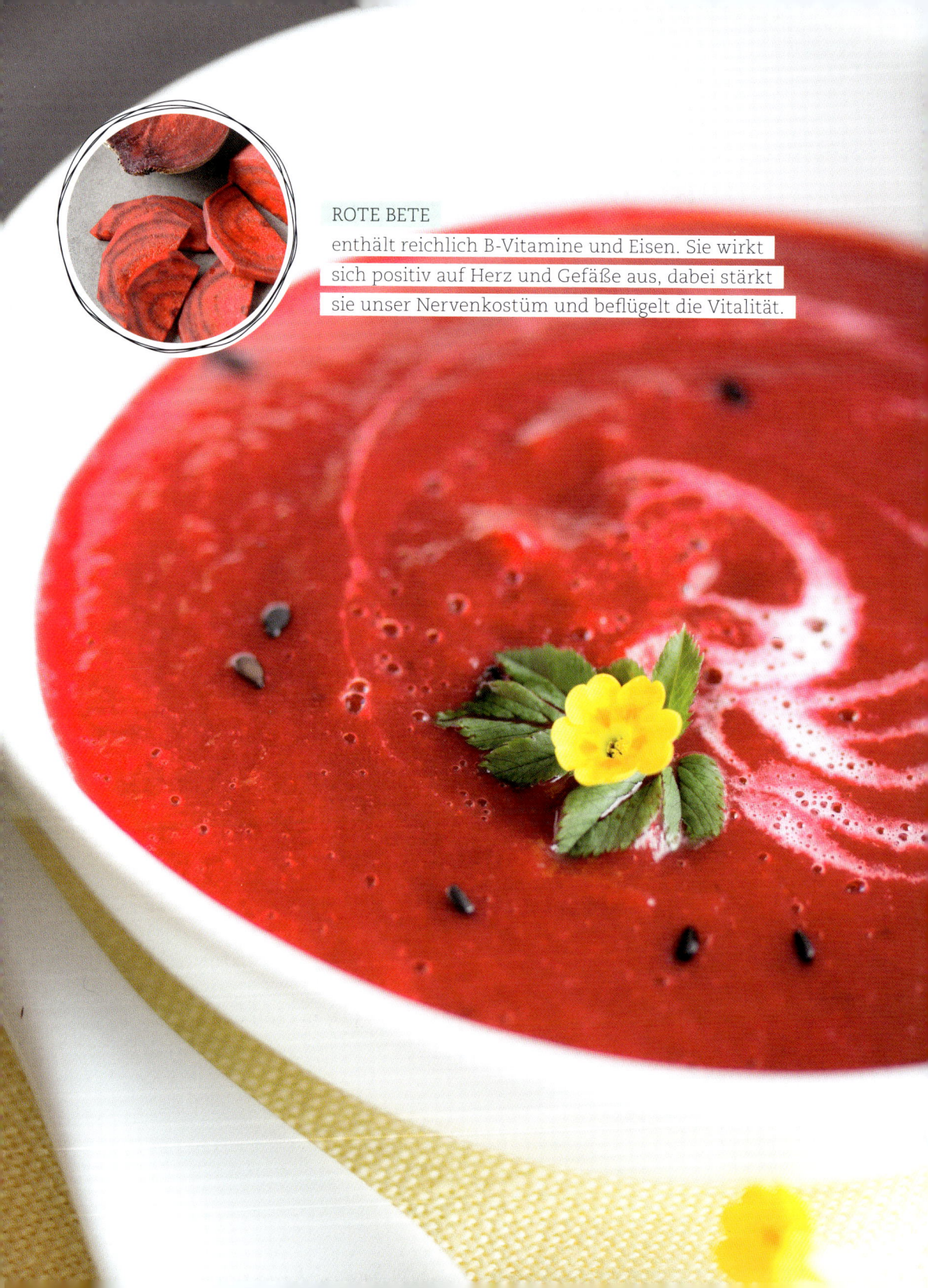

ROTE BETE

enthält reichlich B-Vitamine und Eisen. Sie wirkt
sich positiv auf Herz und Gefäße aus, dabei stärkt
sie unser Nervenkostüm und beflügelt die Vitalität.

Rote-Bete-Cremesuppe

Ein cremig-buntes Vergnügen

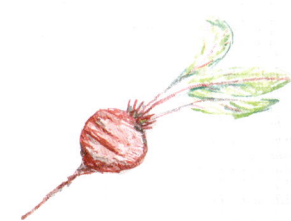

Zutaten für 1 Portion:

› 1 Rote Bete
› 1 kleiner Apfel
› 1 Lorbeerblatt
› ¼ l Wasser
› 1 TL Kokosöl
› 1 EL Hanfsamen

So geht's:

1 Rote Bete schälen und in Würfel schneiden.

2 Apfel dünn schälen und vierteln.

3 Mit Wasser und Lorbeerblatt in einen Topf geben. Ca. 10 Minuten garen.

4 Das Lorbeerblatt entfernen, Kokosöl und Hanfsamen zufügen und pürieren.

5 Mit Salz und Pfeffer abschmecken.

6 Ein wenig Schmand oder Sahne runden die strahlende Suppe geschmacklich ab.

Tipp

¼ TL gemahlener Kümmel macht die Suppe noch bekömmlicher. Schwarzen Sesam auf die Suppe streuen.

In den folgenden Tagen achten Sie bitte auf leichte Kost mit überwiegend Gemüse. Eine leichte Gemüsesuppe, gedünstetes Gemüse und Reispfanne sollten auf Ihrem Speiseplan stehen. Einmal täglich sollte Joghurt mit Hanf-, Chia- und Leinsamen dabei sein, um den Darm wieder gut zu versorgen, ebenso 1–2 EL Flohsamenschalen für die Darmgesundheit. Das fantastische Kokosöl schieben Sie bitte nicht achtlos in die Ecke, sondern genießen es weiterhin täglich.

Vermeiden Sie die heimtückischen Essfallen:
Zucker, Weißmehl, Transfette und Fertigprodukte.

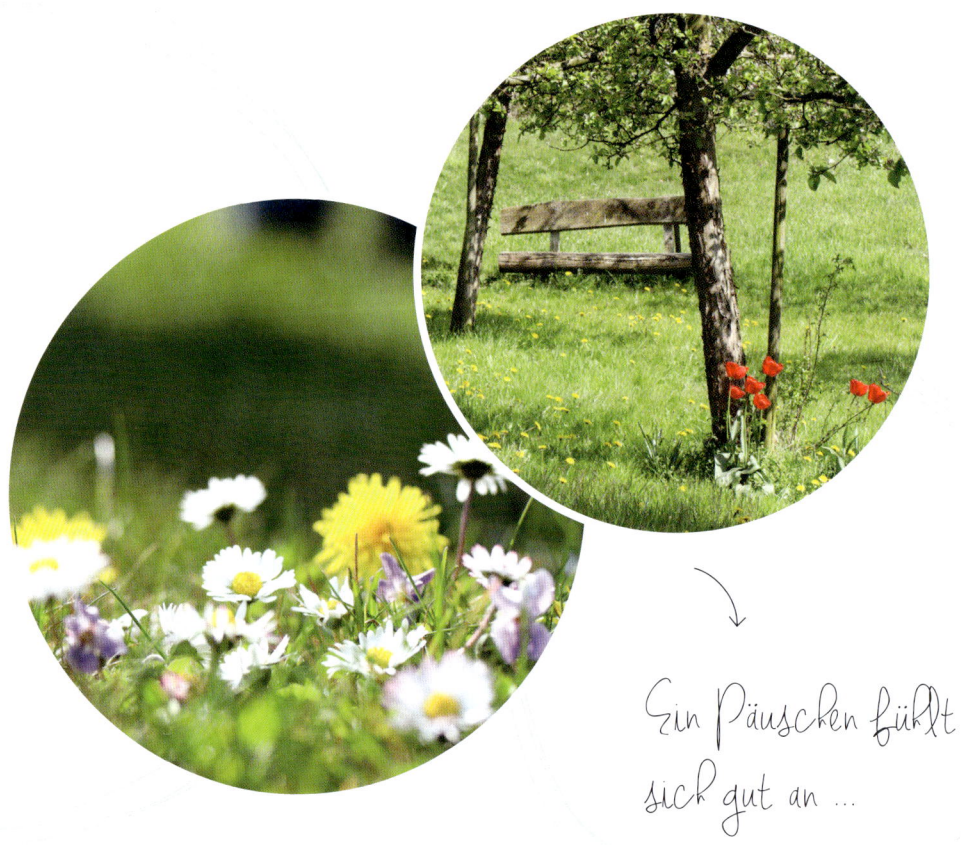

Ein Päuschen fühlt sich gut an …

SIE SIND AN DER REIHE ...

Krankheiten überfallen den Menschen nicht wie ein Blitz aus heiterem Himmel, sondern sind die Folgen fortgesetzter Fehler wider die Natur.

(Hippokrates)

Diese Worte des griechischen Arztes haben in über 2.000 Jahren nicht an Gültigkeit verloren. Oft denken wir, die Krankheit kam über Nacht, und sind völlig überrascht. Wir fragen uns verzweifelt: „Warum denn ausgerechnet ich?" Denken wir etwas intensiver und ehrlicher darüber nach, so müssen wir in fast allen Fällen erkennen, dass sich die Krankheit durch kleine Anzeichen schon lange bemerkbar gemacht hat, die wir im Trubel des Alltagslebens einfach ignoriert haben.

Übergewicht und viele Krankheiten werden durch pausenloses und ungesundes Essen begünstigt oder ins Leben gerufen. Mit dem Wissen über Esspausen und Fasten stehen Ihnen mächtige Werkzeuge zur Verfügung, um Ihr Leiden zu verbessern, zu beseitigen, Schlimmeres zu verhindern oder gar nicht erst ins Leben zu rufen.

Nutzen Sie Ihr Wissen und testen Sie es über mindestens 6 Wochen. Heilung und Vorbeugung sind keine einmalige Sache, so wie die Krankheit ja auch nicht an einem Tag vom Himmel fiel. Sehen Sie alle Informationen, die wir gemeinsam erarbeitet haben, als gesundheitsförderndes Puzzleteil für Ihr Wohlbefinden an. Die Zeit des Ausprobierens, in der Sie herausfinden, was zu Ihnen passt, und in der Sie die Teile individuell zu Ihrem eigenen Puzzle zusammensetzen: die müssen Sie selbst übernehmen.

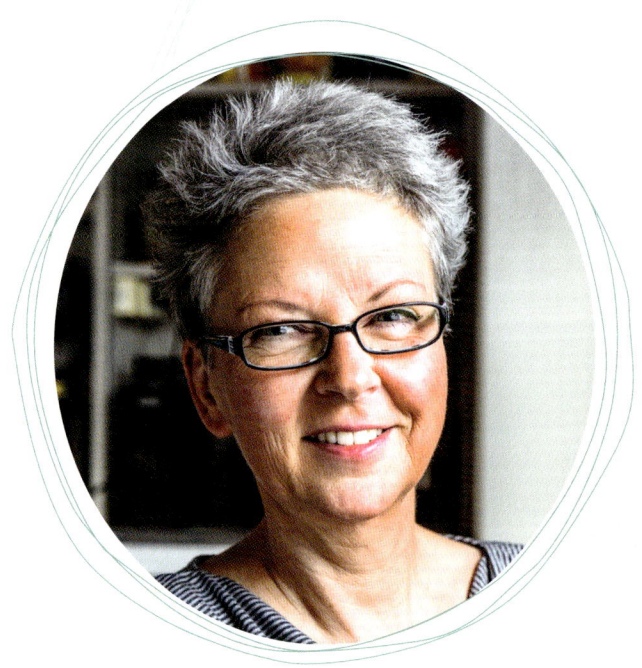

Foto: Axel Kippenberg

Als Ernährungsberaterin und Heilpraktikerin arbeite ich direkt am Puls der gesundheitlichen Probleme. Nicht nur aufgrund der aktuellen Studienlage, sondern besonders aus langjährigen Erfahrungswerten weiß ich, dass Sie mit Esspausen mehr Wohlbefinden und eine deutliche Gewichtsreduktion erlangen werden. Reflektieren Sie gleichzeitig auch Ihre momentane Ernährung und optimieren Sie diese bei Bedarf. Umsichtige Esspausen und bewusstes Essen bringen Ihr Leben wieder in Schwung.

Ich wünsche Ihnen viel Gesundheit und erkenntnisreiche Fastenerlebnisse.

Ihre Elke Schulenburg

Glossar/ Printmedien/ E-Books

Batmanghelidi – „Wasser, die gesunde Lösung" (VAK 2014)

Dahlke, Rüdiger – „Fasten Sie sich gesund" (Hugendubel-Verlag 2004)

Ehlers, Rolf – „Essenspausen" (Via Nova 2012)

Harvie, Michelle – „Die 2-Tage-Diät" (Goldmann 2014)

Hofmekler, Ori – „The warrior Diet" (Blue Snake Books 2007)

Iatroudakis, M. – „Intermittierendes Fasten" (E-Book 2014)

Mersch, Peter – „Gesund abnehmen ohne Jojo-Effekt" (e-Book 2012)

Glossar/ E-Medien

› http://on.uni-graz.at/de/detail/article/lieber-laenger-leben-3/ (2015)

› http://www.spiegel.de/gesundheit/ernaehrung/heilfasten-die-wichtigsten-fakten-ueber-den-effekt-von-fastenkuren-a-956624.html (2015)

› https://ilug.uni-halle.de/files/2015/07/Intervallfasten-ein-voller-Erfolg.pdf (2016)

› http://www.ncbi.nlm.nih.gov/pmc/articles/PMC3424454/ (2015)

› http://www1.wdr.de/fernsehen/wissen/quarks/sendungen/hormonetaktgeberwdh100.html (2015)

› http://www.aerztezeitung.de/medizin/krankheiten/herzkreislauf/metabolisches-syndrom/article/852713/hausaerzte-warnung-toedlichen-quartett.html (2016)

› http://www.internisten-im-netz.de/de_was-ist-ein-metabolisches-syndrom_647.html (2016)

› http://www.thelancet.com/journals/lancet/article/PIIS0140-6736%2802%2998858-6/abstract (2015)

› http://www.wissenschaft.de/archiv/-/journal_content/56/12054/2981255/Fasten-f%C3%BCr-ein-langes-Leben/ (2015)

› http://future.arte.tv/de/fasten-als-therapie (2015)

› http://www.ncbi.nlm.nih.gov/pmc/articles/PMC3017674/pdf/nihms224118.pdf (2015)

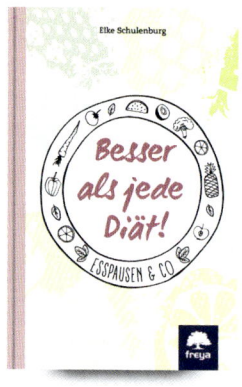

Elke Schulenburg

Besser als jede Diät!
Esspausen & Co

Dieser kompetente Ratgeber vermittelt unterhaltsam und auf unkomplizierte Weise modernes, ganzheitliches Ernährungswissen, mit vielen Praxistipps zum Mitmachen, auch um eingefahrene Wege zu hinterfragen, denn bei aller Individualität gibt es Erkenntnisse, die für jeden empfehlenswert sind – ohne Extreme und Verbote. Was man isst, gehört ebenso dazu, wie wann man isst und das Ändern von lästigen Gewohnheiten.

Obwohl der Focus auf der Gewichtsreduktion liegt, ist das Buch nicht nur für Abnehmwillige interessant.

ISBN 978-3-99025-296-3

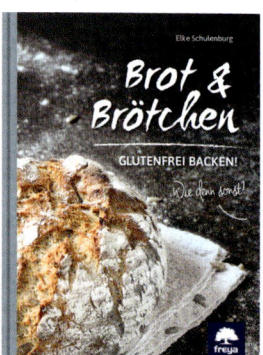

Elke Schulenburg

Brot & Brötchen
Glutenfrei backen! Wie denn sonst?

Weizen & Co. war gestern – heute backt man gesundheitsbewusst ohne Gluten.
Viele Menschen reagieren empfindlich auf Gluten und machen die erstaunliche Erfahrung, dass sie sich wohler fühlen, wenn sie darauf verzichten. Doch der Appetit auf Brot und Brötchen bleibt.
Backwaren wie Vollkornbrot, Mischbrot, Baguette, Burgerbrötchen und sogar Laugenbrezeln, werden von Elke Schulenburg vorgestellt.

ISBN 978-3-99025-310-6

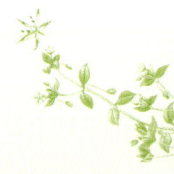